La médecine à ses frontières

Éthique et pratique médicale
fondée par Richard Moreau
Collection dirigée par Roger Teyssou

La collection « Éthique et pratique médicale » est une tribune qui permet à tous les acteurs du monde de la santé, professionnels, enseignants, administrateurs, économistes et patients d'exposer leurs opinions, de décrire leur expérience et de proposer des solutions aux problèmes posés par une profession en pleine mutation, et ce en toute indépendance et en conformité avec la déontologie et les bonnes pratiques médicales.

Dernières parutions

Ali RECHAM (dir.), *Le corps comme laboratoire,* 2025.
Pauline HAULTCOEUR, *Stop la prise de tête avec mon assiette ! Mon histoire à propos des Troubles du Comportement Alimentaire (TCA)*, 2025.
Jean-Michel PELLAT, *La matière et son éminence grise. Des expériences de mort imminente à l'énigme de la conscience*, 2024.
Roch MYLAN ETOU, *Honneurs à la mathématique, Regard épistémologique sur la mathématique*, 2024.
Pierre-Marie TEBEU, *Mes grands pas en gynécologie*, 2024.
Pierre-Marie TEBEU, *Mes grands pas en obstétrique*, 2024.
Sophie GUGLIELMONI, *Soutenir les mineurs isolés face au psychotraumatisme. Une éthique relationnelle à l'aide sociale à l'enfance,* 2024.
Marie-Caroline LAÏ, *Éthique, Intelligence Artificielle et santé. Pour la construction d'un cadre éthique opérationnel*, 2024.
Jacques JAUME et Nathalie RIVIÈRE, *L'Accompagnée*, 2024.
Éric BASEILHAC, *Mythologie du médicament*, 2024.
Mohamed Naceur KRIFI, *L'Homo-cobayeur. Expérimentations médicales* in*humaines*, 2024.
Olivier NKULU KABAMBA, *Le cancer et la sorcellerie. Narration d'un malentendu étiologique et clinique en médecine,* 2024.
Jacques JAUME et Nathalie RIVIÈRE, *Voyage au cœur du deuil,* 2023.
Michel BOLLA, *Cancer et parcours de soins, L'odyssée du malade*, 2023.

Jacques RICHARD

La médecine à ses frontières

La pratique médicale en question

L'Harmattan

Du même auteur :

RICHARD J. - *100 notions essentielles de Gérontologie fondamentale et médicale,* Heures de France, Paris, 213 p., 2018.

RICHARD J. , RUBIO SANCHEZ L. - *Terapia Psicomotriz,* El Duende de los Libros, Madrid, 231p., 2013.

RICHARD J. , MATEEV-DIRKX E. - *Psychogérontologie,* Coll. Médecine et Psychothérapie (2ème éd. revue et complétée). Masson, Paris, 199 p., 2004.

RICHARD J. - *Psychiatrie gériatrique. Esquisse d'une histoire médicale par l'élaboration de son langage,* Coll. Psychologie et Sciences humaines (dir. : M. Richelle), Mardaga , Liège, 184 p., 2001.

5-7, rue de l'École-Polytechnique - 75005 Paris
www.editions-harmattan.fr

ISBN : 978-2-336-51796-4
EAN : 9782336517964

A Josiane Richard,
ce petit témoignage de profonde
et affectueuse gratitude

ENVOI

Dans son histoire, la Médecine a mis en place, organisé et développé un langage pour asseoir sa connaissance, la mieux maîtriser et l'adapter à l'objet et à la méthodologie de sa pratique.

Pour réduire l'écart ainsi créé entre le médecin et sa patientèle, elle a dû plus ou moins bien traduire dans le langage vernaculaire ce savoir pour que soient bien entendues les demandes qui lui étaient présentées et faire bien comprendre ses conseils de soins et de traitements. Il s'en est suivi un échange verbal composite souvent source de confusions tant pour l'un que pour l'autre.

L'acculturation progressive de ce domaine a conduit non seulement à l'apparition de termes plus spécifiques au corps médical, mais aussi à l'abandon de ceux devenus obsolètes ou même impropres.

De son côté, le patient fit l'usage d'un vocabulaire évolutif inédit qui, souvent l'objet d'un consensus, facilitait sa propre expression et promulguait son intelligibilité. Dans sa confrontation avec la pratique médicale, ses informations sur la Médecine s'améliorèrent. Il fut même capable de faire découvrir au médecin une séméiologie comportementale qu'il ne savait pas antérieurement exprimer.

Suite à ce parcours, la polysémie de nombreuses dénominations persiste et peut, sur le même mot, être différente non seulement entre corps soignant et population, mais aussi entre soignants et soignés.

Dans ce contexte, il est paru important de s'intéresser aux communications et transactions qui se produisent aux limites de la Médecine. C'est ainsi que nous avons été amenés ici à approcher certains confins *naturels* de la Médecine actuelle, puis quelques autres de nature *conceptuelle*, *existentielle* et *disciplinaire.*

Sous cet éclairage, il nous a semblé d'emblée primordial de maintenir et conforter une distinction établie entre la *Médecine clinique* et la *Médecine biologique.* Cela permet de contrer l'usage souvent abusif qui est fait des notions d'*affection*, de *maladie* et de *pathologie* qui seront à nouveau explicitées.

Il sera démontré que les qualités de l'*art* médical méritent d'être encouragées en respectant strictement les caractères de la *science* et en contrôlant rigoureusement les bénéfices de la *technologie.*

Il ressort de ces premiers constats qu'il y a un intérêt majeur à envisager différemment l'être humain dans son *existence* et dans sa *vie.*

Par ailleurs, les *âges de la vie* montrent la portée qui a été attribuée dans cette appréciation à deux processus, ceux du *développement* et du *vieillissement* sans qu'un effort suffisant soit entrepris pour leur accorder une argumentation définitivement convaincante. Le rejet de l'un et de l'autre aux temps extrêmes de la vie n'est momentanément acceptable que pour des raisons opérationnelles, Car, rien ne s'oppose théoriquement à ce que chacun d'entre eux couvre tout le cours de la vie.

Ainsi cette Médecine peut être confrontée sur le plan *conceptuel* aux Médecines *humaniste*, *holistique* et *factuelle* d'une part et aux *sciences du bien-être* et *sanitaires* d'autre part.

C'est à travers une réflexion sur l'*alimentation*, le *sommeil*, l'*esthétique* et la *liberté* que nous retrouverons les marches de la vie humaine. Elles répondent en effet, entre autres problèmes, à ceux essentiels de son *énergétique.* Elles permettent aussi de revenir sur ceux posés par la *vigilance* et la *conscience.* Elles subliment par ailleurs l'*image de soi* et la *beauté* en se risquant dans la direction d'une *dénaturation du corps.* Elles montrent enfin que, dans une collectivité, la *liberté* est tenue de cohabiter avec la *sécurité*, la *détention* et l'*internement.*

Quant aux confrontations qui s'imposent à la Médecine avec d'autres disciplines, nous noterons la manière dont la Médecine sert le *Droit* et la *Justice* qui ont également en retour pour fonction de contrôler sa pratique. Il en va du respect de la *loi,* de l'*objectivité*, de l'*ordre* et de l'*équité.*

Lorsqu'il s'agit de *protection*, d'*affrontement*, *d'initiative* et d'*autorité* qui sont exigés des *Forces armées*, il faut que la Médecine trouve des moyens d'ajustement compatibles avec ses objectifs dans le cadre de ceux d'une confraternité, d'un pays ou d'une nation.

L'*activité sportive*, de son côté, met certes en exergue *l'hygiène de vie.* Mais la Médecine y soutient aussi la *compétition* et ses aléas et participe indirectement à l'*égotisme*, à la *glorification*, à l'émersion de la consommation de *produits dopants* et de l'*appétit financier.*

A travers une profession apprise, la Médecine protège le *travail* et les travailleurs qui y trouvent leurs *ressources* quotidiennes. Elle favorise l'*œuvre*, fruit de l'*effort*, de la *persévérance* et de la *créativité*. Elle y trouve aussi un moyen *thérapeutique* contre certains troubles comportementaux.

C'est ainsi qu'aux frontières de la Médecine, se dévoilent de nombreuses interrogations qui cherchent leurs solutions et qui méritent d'être mieux investiguées, car le médecin est souvent mis en contradiction avec ses propres principes.

I. LES CONFINS NATURELS

CHAPITRE 1

LA MÉDECINE, LA CLINIQUE ET LA BIOLOGIE

Comme qualificatif, le terme de « *clinique* » vient du grec κλινικη et a été repris en latin sous le terme de *clinicus*. A l'origine, il a trait au mode d'observation que le *médecin* peut faire au chevet du malade. Par extension, il caractérise maintenant d'autres disciplines qui emploient le même point de vue comme moyen d'analyse d'une situation comportementale. C'est le cas de la *psychologie* et des *sciences humaines*, celles qui étudient des aspects biologiques, sociaux, judiciaires, philosophiques et culturels de la vie humaine.

Le champ d'étude et d'application de la *biologie* concerne l'organisme d'un *être vivant*. Elle s'intéresse plus particulièrement à la façon dont cette structure *éprouve l'existence* et à la *nature de la vie*.

Dans la recherche des *symptômes* et *signes* qui identifient les plaintes d'un patient, l'*art* comme habileté spécifique d'un individu a sa place. La *science* exige que ce qui est affirmé soit *vérifiable*, *reproductible*, *réfutable* et *transmissible*. La *technologie* offre les actions méthodiques qui permettent d'élaborer des procédures et de créer des instruments.

A. LA MÉDECINE CLINIQUE

1.La clinique médicale

1.1.*Les premiers pas du clinicien*

La *clinique médicale* se dit ainsi essentiellement de ce que fait immédiatement le médecin qui est consulté. Elle consiste dans la recherche d'une information sur les événements qui ont conduit le malade à demander un conseil, sur ses raisons de consulter, sur les situations pour lesquelles un soignant est déjà intervenu, sur les vicissitudes de son existence et sur les résultats de l'observation et de l'examen immédiatement réalisés. Ce faisant, la famille, les proches et des témoins éventuels peuvent préciser certains renseignements.

Dans son approche directe, le médecin ne dispose que de ses capacités intellectuelles, du savoir qu'il a appris, de l'expérience qu'il en a, de ses cinq sens, de son intuition et de ses sensations. Toute autre intervention appelant d'autres outils est dite *paraclinique* ou *complémentaire.* Il est admis actuellement d'y adjoindre, bien que *paracliniques*, les résultats de quelques instruments courants que sont la montre, le thermomètre, l'abaisse-langue, la loupe, la balance, la toise, le stéthoscope, l'appareil à tension, l'ophtalmoscope, l'otoscope et même l'électrocardiographe.

Les *investigations paracliniques* proprement dites soit font partie des *Technologies spécialisées de la Médecine*, telle que l'imagerie médicale, soit relèvent de *Laboratoires biologiques* pour l'examen des matières et liquides organiques et biopsiques.

Ces distinctions ne sont pas inutiles à préciser si, comme nous le verrons, il est souhaitable de ne pas confondre la *maladie* et la *pathologie* et de ne pas qualifier de faussement *clinique* certains Services médicaux hospitaliers dits de Pathologie s'ils ne se servent pas de leurs apports pour pousser eux-mêmes plus en avant les données initiales de la clinique pour lesquelles ils seraient sollicités. Car, l'éclairage technique de données cliniques est le plus souvent à l'origine d'une autre séméiologie spécifique. Il ne constitue pas en lui-même un savoir du clinicien qui y a recouru si ce n'est pour apprendre à le mieux prescrire et qui en a habituellement sa propre lecture.

1.2. *La poursuite de la démarche clinique*

L'option clinique de la Médecine ne cesse pas dès que le médecin fait appel à un instrument pour avancer dans sa décision thérapeutique. Ce dernier continue à élaborer de nouvelles observations et considérations liées à la mise en jeu de ces techniques et au concours de la biologie, toutes les deux appliquées au savoir médical. La clinique a son autonomie.

La *clinique* participe de l'édification et de l'ordonnance d'un champ perceptif et d'une rationalité théorétique. Elle préfigure une mise en situation. La *méthodologie* s'affirme beaucoup plus nettement dans la clinique que dans l'*art médical*. Même si elle prend sa part dans ce dernier, elle n'apparaît jamais clairement. Elle soutient néanmoins le talent et le progrès. Elle peut varier selon les cultures. Elle peut faire état de ses propres conceptualisations, comparaisons, interprétations, anticipations et catégorisations.

On parle de manifestation *infraclinique* ou *subclinique* pour ce qui a trait à l'impression qui met d'emblée sur la voie d'une maladie connue avant même l'apparition de toute sa séméiologie. Elle porte cependant le risque de faire évoluer le savoir vers le pouvoir.

Par contre, c'est l'explication causale du *fait clinique* qui conduit par l'intermédiaire du *symptôme*, du *signe* et du *syndrome* à l'émergence de la *maladie*. Elle sert aussi à la compréhension d'une signification et d'une finalité.

La *clinique* peut être l'objet d'appréciations qui comportent des degrés, tels que ceux qui s'étalent de la certitude à l'incertitude du pronostic. L'évaluation qualitative qu'elle représente peut néanmoins être très circonstanciée. Elle nuance la rigidité de l'appréciation quantitative. En la précédant, elle en facilite parfois l'aboutissement.

L'*analyse qualitative* est inhérente au matériel clinique. Son choix est déterminé par la nature des indications recherchées. Alors que les résultats chiffrés servent à étayer des hypothèses, à mesurer des variables, à fournir les grands axes d'une étude et à prévoir certaines situations, elle relève d'informations contextuelles et de détails, Elle fait la part belle à l'étonnement, aux opinions, aux motivations et à l'affectivité. Elle décrit plus qu'elle mesure. Elle se réalise généralement dans un cadre naturel et spontané. Elle se confronte à une analyse quantitative, objective et structurée qui se prête à la statistique. Elle gagne en profondeur et en humanité ce qu'elle perd en précision. Elle est préférée en cas d'investigation exploratoire. Elle peut mettre en valeur des opportunités et des problématiques qui deviennent des matières à réflexion et des hypothèses à vérifier. Elle permet de dégager de nouveaux thèmes et de nouvelles idées.

La *démarche clinique* souligne par ailleurs l'importance de la relation entre celui qui sollicite le soin et celui qui accepte de l'offrir, le choisit et le prescrit. Elle requiert une implication personnelle à l'agencement d'une demande.

La *clinique médicale* contraste avec un autre volet de la *science médicale*, celui qui étudie les fondements et les théories de la Médecine. En tant que *science clinique*, la *Médecine clinique* est un volet de la *science médicale.* Elle est une méthode d'accès aux décisions thérapeutiques.

2.Les autres sciences cliniques

La *psychologie* et plus généralement les *sciences humaines* sont de celles-là.

C'est en sortant la *psychologie* du laboratoire et des épreuves psychométriques que E. CLAPAREDE (1873-1940) aurait été un des premiers à qualifier la *psychologie* de *clinique*. D.LAGACHE (1949) souligne qu'elle est toute la conduite de l'être humain en situation, Elle note ses manières d'être, de réagir et d'interagir lorsqu'il est aux prises avec une situation, un événement ou un problème. Elle cherche à en établir le sens, l'origine et la conformation. Elle dévoile les conflits qui les justifient. Elle élabore la trajectoire propre à les résoudre. Ce faisant, elle commence par contextualiser une activité en la mettant en relation avec les circonstances qui la produisent.

J. PIAGET a donné une orientation originale à la *méthode clinique* dans ses travaux de *psychologie génétique*. Elle est à la poursuite de la marche d'un raisonnement. Elle ne se fonde pas sur des tests psychologiques, mais sur des expériences concrètes avec un sujet et sur une notation rigoureuse des affirmations qu'elle provoque. Dans un parler libre à propos de thèmes dirigés, les réponses sont suivies de demandes de justification et de contre-suggestions. Elles sont systématiquement mises en question afin de déterminer les mécanismes qui structurent la pensée. Si cet échange informe l'observateur, il fait aussi découvrir à l'observé certains facteurs de son propre raisonnement.

Cette *méthode clinique* ouvre la voie à une analyse formalisante en prolongeant l'analyse directe et en la validant. Parallèlement, se détermine la genèse du développement du savoir. En effet, dans l'épistémologie piagétienne, toute structure constitue le résultat d'une genèse et toute genèse conduit à la formation d'organisations nouvelles. Comme l'indique J-J. DUCRET (2016), « l'indissociabilité des structures et de leur genèse…amène ainsi à doubler l'analyse de la validité formelle des structures de la connaissance par une analyse de la constitution de cette validité, c'est-à-dire du mode d'accession à ces structures ». L'interrogation critique double la démarche clinique pour expliciter une question de philosophie des sciences.

3.L'art médical

De plus en plus fréquemment, il arrive, dans la pratique médicale, que le temps de l'investigation clinique soit réduit par le recours à des épreuves paracliniques, techniques ou de laboratoire. La trajectoire clinique logique vers le diagnostic est laissée de côté à leur profit et peut conduire à des interprétations fausses de la situation et à des conclusions inadéquates. Il en est de même pour la récolte plus aisée d'informations qui court-circuitent par un interrogatoire strictement structuré et dépersonnalisé l'intervention médicale. Tout se passe comme si la mise au clair d'une anamnèse manquait d'objectivité ou n'avait pas la valeur d'un fait quantifié par des chiffres.

L'*art médical* à ce niveau ne fait appel ni au goût, ni à l'esthétique, mais à la dextérité, à l'ingéniosité et à la créativité. Il n'est pas contemplatif. Il n'est pas une imitation immanente ou transcendante. Il respecte la personne et sa subjectivité. Il est plus qu'une production ou une technique. Il ne se livre ni à la transgression, ni à la rupture. Il se cultive. Il est un savoir-faire et un faire savoir complété d'un savoir être. Il est le jeu de la réflexion. Même s'il est seulement d'importance qualitative, il pourrait être traité comme une science.

Dans toute manière de faire, les règles de production et l'accord de ces règles en vertu du résultat ne relèvent pas d'une définition rigoureusement déterminée. Mais dans la mesure où elle est soumise à ces règles, l'intuition médicale semble les avoir dépassées.

L'*art médical* a pour visée de préserver l'organisme humain des imprévus de l'existence. Comme d'autres aspects de la Médecine, il réside bien dans l'ensemble des moyens ou procédés aménagés vers un but. Il n'est pas le but lui-même. Il permet à l'épistémologie d'interroger le vivant. En cherchant à comprendre son rapport avec le vécu du soigné, il peut saisir la vie comme inauguration de nouvelles normes. Il favorise la médiation. Il est plus une mise en œuvre vers une option choisie que l'obtention d'un produit utilitaire caractérisé et fini. Sa finalité est extérieure à lui-même.

L'*art médical* montre que la Médecine n'est pas que la mise en œuvre automatique d'invariants qui conduisent à une fin. Il n'est pas irréductible à un savoir. Il suppose l'apprentissage et la maîtrise. Il inclut la capacité et le jugement. Il humanise la nature immédiate. Il introduit l'éventualité d'un déséquilibre entre l'élaboration d'une pratique et la théorie qui la gère. Il improvise. Il échappe à la formalisation. Il ne s'agit donc pas d'un travail élémentaire et répétitif de repérage de manifestations apparentes, mais de l'expérience d'un combat attendu avec un incertain inquiétant qui est un gage de la liberté de vivre.

Il y a lieu d'évoquer ici la notion de *sérendipité* (ou *fortuité*) qui est le fait de faire par hasard une découverte qui, à cause d'une interprétation pertinente, s'avérera ensuite fructueuse. Elle suppose aussi sagacité, perspicacité et efficacité.

Les procédés de l'*art médical* ne peuvent être conçus, définis et acquis de manière exhaustive. Ce qui relève de l'art ne peut être entièrement analysé et décomposé par l'intelligence.

B. LA MÉDECINE BIOLOGIQUE

1. L'organisme de l'homme

Cet organisme est dit *complexe*, parce que, pluricellulaire, cela lui permet de naître, de se développer, de se nourrir, de croître, de se reproduire, de s'aménager avec son environnement et de mourir. C'est dire qu'il n'a pas toujours existé, qu'il est doté de vie, qu'il se modifie en fabriquant la matière organique de son corps à partir de son milieu, qu'il crée d'autres vivants de la même espèce et qu'il a une fin.

Sur le plan biologique, il est capable non seulement de capter de l'énergie et des composants, donc d'*autoconservation*, mais encore d'évoluer avec un certain accommodement, donc d'*auto-organisation*. Il peut aussi interagir avec le milieu, donc s'*autoréguler* et perpétuer la vie, donc s'*auto-reproduire*.

L'*organite* est une petite structure au sein de la cellule destinée à accomplir une fonction spécifique. Il peut être le contenu d'une enveloppe ou une unité fonctionnelle qui flotte dans le cytoplasme. Il est représenté par le noyau, la mitochondrie et le ribosome. La *cellule* est un petit espace limité par une membrane qui recèle des organites. Elle est l'unité de base de l'organisation. Elle peut avoir une spécificité fonctionnelle (cellule nerveuse, musculaire, etc.). Elle subit alors une *différenciation*. Si ce n'est pas le cas, elle reste une *cellule-souche,* soit *totipotente* (elle peut devenir n'importe quelle cellule du corps), soit *pluripotente* (elle peut devenir n'importe quelle cellule du corps à l'exception des cellules placentaires), soit *multipotente* (elle peut seulement devenir plusieurs types de cellules).

Plusieurs cellules de structures similaires peuvent se regrouper pour remplir une fonction spécifique. Elles constituent le *tissu* dont il existe quatre types :

a) le *tissu épithélial* qui tapisse des surfaces externes et internes du corps, tel la peau ;

b) le *tissu conjonctif* qui relie et soutient d'autres tissus, tel le tendon ;
c) le *tissu musculaire*, tels le muscle cardiaque, celui du squelette et le muscle lisse ;
d) le *tissu nerveux* celui des *neurones* qui transmet les signaux, celui de leur environnement, la *glie,* et celui de la *névroglie* qui soutient le système nerveux.

Un ensemble de tissus qui remplissent une fonction déterminée, tels le rein ou l'intestin, forment un *organe*. Le *système organique* est un groupe d'organes à qui est dévolue une *fonction* spécifique. Les organes s'assemblent pour former l'*organisme*.

2.Les processus de la vie humaine

Ce sont les actions qui déterminent si un organisme est vivant. Elles dépendent de différents systèmes.

Le *système respiratoire*, qui, avec les poumons, permet l'inspiration et l'expiration, contribue à convertir les nutriments absorbés par l'organisme en énergie. L'oxygène de l'air se déplace vers les poumons et est transféré par le sang dans tous les tissus et cellules du corps. Le dioxyde de carbone produit est ramené aux poumons et est expiré avant d'être dangereux pour le corps.

Le *système musculaire* qui gère les déplacements du corps et le *système squelettique,* dont la structure constituée d'os forme la charpente, assurent sa mobilité indispensable pour se déplacer, s'alimenter, se protéger et se reproduire.

Les *systèmes sensitif* et *sensoriel* permettent de détecter des changements dans l'environnement et d'y réagir. Leurs interventions peuvent se chevaucher ou s'associer.

Le *système digestif* assure la nutrition. Il tire des aliments et des liquides, les nutriments et l'eau en décomposant les molécules en molécules plus petites qu'il absorbe dans le corps par transport actif, osmose et diffusion. Ses organes sont ceux du tube digestif : bouche, œsophage, estomac, intestin grêle, colon, rectum et anus. Ils sont épaulés par le foie, la vésicule biliaire et le pancréas qui produisent et stockent des substances qui favorisent la digestion. Ils coordonnent leur action pour être efficaces.

Les aliments sont broyés par la mastication. Leur digestion commence au niveau de la cavité buccale sous l'effet d'enzymes. Ils descendent dans l'œsophage jusqu'à l'estomac. Un acide et d'autres enzymes y poursuivent leur désagrégation. Le foie et la vésicule biliaire ajoutent leurs propres substances actives. Les matières modifiées traversent le colon où des bactéries achèvent la digestion et où l'eau est absorbée avant que ce qu'il en reste, les fèces, soient éliminés au niveau de l'anus. La digestion libère de l'énergie. Elle satisfait les besoins de l'organisme. Elle garantit sa *croissance* et assure ses mécanismes de *réparation*, ainsi que son *homéostasie*, c'est-à-dire sa capacité à reconnaître et à maintenir ses conditions internes, telles que la température.

Le *système urinaire* avec les reins, les uretères, la vessie et l'urètre élimine les déchets métaboliques du sang et autres substances.

La création d'être vivants du même type mobilise un *système reproducteur* qui comporte la prostate, les testicules et le pénis chez l'homme, les ovaires, l'oviducte ou trompe de Fallope, l'utérus et le vagin chez la femme.

Citons encore le *système nerveux* (cerveau, moelle épinière, nerfs) qui contrôle les activités des autres systèmes, le *système circulatoire* qui, avec le cœur et les vaisseaux, est responsable du transport du sang dans le corps, le *système endocrinien* composé de glandes (thymus, pancréas, ovaires, testicules) sécrétant les hormones qui régularisent les activités corporelles et le *système lymphatique* qui, avec le thymus, la moelle osseuse, les vaisseaux lymphatiques, le canal thoracique, la rate et les ganglions lymphatiques, protège contre les infections.

3. Le vivant et la vie

L'organisme de l'être humain est le témoin d'une *manière de vivre* qui peut faire l'objet de choix de sa part. L'homme en perçoit personnellement les effets. Il peut les initier, les corriger ou les orienter en partie. Ils sont ainsi la confirmation d'une *existence* dont bien des modalités sont inscrites dans son histoire sans qu'il puisse toujours en assumer la maîtrise. Il en est ainsi de sa durée de vie.

Ce que l'homme marque de son empreinte à travers la conscience de son vécu peut être considéré comme différent de sa nature proprement biologique. Il signe sa nature de *vivant* et son individualité. Il est le champ de la *maladie* que crée la *Médecine clinique*. C'est à partir de ces caractères que le médecin assied sa pratique en faisant appel à des sciences biologiques spécifiques.

Opposée à la mort et à la matière inerte, voire brute, la *vie* elle-même se distingue d'un simple équilibre thermodynamique par le processus de l'*homéostasie* qui permet à l'organisme de maintenir ses constantes intérieures entre certaines limites afin de le préserver. Elle comporte un contenu événementiel et des relations entre vivants. Mais si, dans sa phase prébiotique, celle de l'*abiogenèse*, l'entité vivante était en parfaite continuité avec les lois physico-chimiques, l'évolution de ceux qui vivent doit se maintenir disjointe de celle de l'environnement. Car, rejoindre son milieu et évoluer avec lui, c'est mourir pour le vivant (A. PICHOT, 1993).

L'*être vivant* est autonome par rapport à son environnement. Aux lois physico-chimiques indiquées, se sont substituées des lois de transformation interne et de comportement qui lui sont propres et qui doivent néanmoins s'accorder avec elles. Entre l'être vivant et le milieu, il n'y a ni coupure définitive, ni continuité totale sans que les lois naturelles soient transgressées. Selon l'espace, il y a une séparation, celle de la diversité des formes. Selon la physique, il existe une discontinuité de l'évolution du vivant et de son milieu. Il reste à réunir leur désunion selon l'espace et la physique d'une part et selon la forme et la dynamique de leur évolution disjointe d'autre part. Le développement des espèces y joue un rôle par le biais des milieux de naissance et de vie, de même que par celui du degré de *sporadicité* des rapports de l'homme avec son environnement et de sa durée d'évolution. A la ségrégation imposée, répondent l'architecture et le comportement de l'être vivant.

Plus l'être humain avance en âge, plus son écart avec l'environnement est marqué et plus il devra posséder une grande quantité d'informations génétiques pour que son occurrence et sa constitution y soient compréhensibles. Dans cette dynamique, le génome sert à articuler l'explication historique et physico-chimique de l'être vivant. Ce dernier se constitue ainsi au sein de l'environnement un domaine extérieur aménagé auquel il se relie par un comportement de même nature. En analysant la façon dont l'*organisme vivant* interagit avec le milieu, les *sciences biologiques* l'étudient pour mieux appréhender la *vie*.

Ces constats complexifient le vocabulaire médical. Ils font se superposer des notions qui ont évolué avec le temps et souffrent de l'ajustement encore provisoire d'un langage qui, dans sa progression, reste toujours momentanément instable tant pour le médecin que pour le patient.

Nous verrons que, vis-à-vis de la *maladie*, la *pathologie* ressort de l'organisation matérielle essentielle de l'homme et du mode de fonctionnement qui lui est accordé. Elle se positionne dans un domaine, celui de la *biologie*, qui est à l'affût de preuves et semble plus crédible que la *clinique*. En effet, il ne suffit pas qu'un énoncé soit cohérent logiquement ou grammaticalement pour échapper à l'alternative du vrai et du faux.

La *pathologie* est différente de l'expérience que le patient a de son ressenti d'être vivant et de la façon dont il le conçoit. La *pathologie* ne semble donc pas le groupe formé par l'ensemble des maladies. Elle existe indépendamment de la *maladie*. De ce fait, la *Médecine biologique* épaule et complète la *Médecine clinique*.

CHAPITRE 2

LA MÉDECINE, LA MÉTHODOLOGIE ET L'INSTRUMENTATION

L'*affection* est ce qui frappe l'organisme humain, le fait souffrir et ébranle le cours existentiel de son détenteur. Le médecin est celui qui est censé avoir la compétence pour y remédier efficacement. Il en a une approche conceptuelle qui est le fruit d'un raisonnement spécial étayé par l'expérience dont la logique est propre à l'être vivant. Cette dernière se réfère à une dynamique causale, entrevue ou affirmée sur l'observation clinique et sur les données paracliniques d'examens techniques ou de laboratoire, dont les limites tendent progressivement à s'élargir avec les progrès acquis.

Cette démarche n'évite pas les difficultés liées au problème des définitions. L.SOLER (2019) relève que les controverses sont parfois si nombreuses qu'un socle acceptable n'est pas trouvé et qu'il faut tolérer à ce niveau « un certain « flou » épistémologique ». La signification attribuée à l'*affection* détermine ce qu'elle n'est pas. Elle la démarque de celles des mots qui, de *maladie* et de *pathologie*, se risquent à ses frontières.

1.De l'affection à la maladie

Le champ de l'action médicale s'établit à partir des demandes individuelles ou collectives qui sont faites au médecin. Elles sont constituées de ce qui éprouve spontanément un organisme ou des organes de l'être humain. Il peut s'agir des expressions d'une gêne, d'une plainte, d'une douleur, mais surtout d'une inquiétude qui comportent l'éventualité d'une altération de l'existence, voire d'une atteinte à la vie. Elles entraînent le recours à une personne qui puisse y répondre de la manière la plus appropriée en fonction de sa formation, de son expérience, de ses connaissances accumulées et de sa compétence. Cette situation est celle de l'*affection*, mais l'appellation de *mal* ou de *trouble* pourrait aussi bien convenir.

L'*affection* est un aspect clinique dans lequel l'implication n'est pas d'emblée marquée du sceau de l'altérité. Elle se présente comme un incertain encore très vaguement défini. Elle suppose néanmoins la présence immédiate d'une cause qui paraît être la clé de toute intervention, mais qui reste à rechercher et à prouver. Elle détient les prémices de la *fragilité,* de la *vulnérabilité* et de la *maladie.* Elle exige une dynamique d'observation et de recueil d'informations pour l'expliciter. L'effet du soin et du traitement auxquels il est possible de recourir peut dépendre du niveau de leur identification.

A ce stade, le médecin dispose d'une procédure qui lui est propre pour reconnaître dans son exploration les particularités qui dévoilent une *maladie* déjà inscrite dans sa *nosologie* ou classification des maladies. Il y parvient par la mise en évidence de certaines événements ou associations de faits cliniques parce que déjà relevés chez les patients et confirmés par l'évaluation de critères d'investigations complémentaires. Il accède alors à des modes thérapeutiques habituellement appliqués dont les indications, les contre-indications et l'efficacité ont été analysées et sont décrites.

La caractérisation de l'*affection* en question commence, sur le plan clinique, par le choix que le médecin fait des manifestations comportementales qu'il observe et recueille parmi celles qui lui paraissent les plus prégnantes. Il leur accorde provisoirement la valeur de *symptômes* qui sont l'émanation des effets ressentis par le patient.

A certains de ces derniers, il assigne la valeur de *signes* en leur accordant provisoirement un sens plus défini qui les rend objectivables en les rapportant à des faits et des liens connus. Un groupement spécifique de signes crée le *syndrome.*

La *maladie* naît de la suspicion ou de la découverte d'une cause à ce *syndrome*, ainsi que des mécanismes qui sont à son origine et des facteurs qui lui sont attachés.

Pour modifier sa manière d'opérer, le médecin peut toujours reprendre la procédure à son origine en partant d'autres manifestations comportementales pour chercher à faire apparaître un *syndrome*. S'il n'y parvient pas, il ne manque pourtant pas de moyens d'action. Il peut toujours agir momentanément sur la symptomatologie ou se consacrer au soin. L'*affection* reste toutefois un élément structurant de la *maladie*.

Jusque-là, la *maladie* est le fruit d'un raisonnement. Elle est un événement de pensée ou une construction de l'esprit. A ce titre, il est possible de dire qu'elle n'atteint pas la nature du mal. Des données incontestables de la vie y sont manipulées qui permettent de percevoir une capacité de détection, d'action, de normativation et de prévision contre ce qui est perçu.

Cette procédure peut être utilisée pour confirmer la qualité de maladie d'une *situation* qui ne semble pas cliniquement morbide. On fait la supposition que la situation envisagée est une maladie pour bénéficier de sa méthodologie.

La *maladie* laisse pointer la *pathologie*, mais la cause dont le médecin peut en partie se contenter pour agir n'est pas suffisante pour la concrétiser. Car, si la *pathologie* concerne la vie, la *maladie* se rapporte à la manière dont le malade la vit et peut au moins réussir à en aménager les modalités.

Les *causes* les plus fréquemment invoquées en Médecine sont infectieuses, vasculaires, tumorales, traumatiques, toxiques, parasitaires, métaboliques, immunitaires et dégénératives. Si l'on ne peut attribuer une origine suffisamment caractérisée à la maladie et si elle n'est ni la conséquence, ni la complication d'une quelconque circonstance, elle est dite *idiopathique.* Elle se définit alors par ou en elle-même.

Quant aux *facteurs de risque*, ils peuvent individuellement être *basiques* (âge, sexe, constitution), *comportementaux* (tabagisme, alimentation malsaine et inactivité physique) ou encore signalés comme *intermédiaires* (diabète, lipidémie, hypertension artérielle, obésité).

Sur le plan collectif, ils sont *environnementaux* (climatiques, pollution atmosphérique), *socio-économiques* (pauvreté, emploi, famille), *urbains* (logement, accès aux produits et aux services) et *culturels* (niveau d'éducation, formation, activités, religion, références).

Les prémices épistémologiques du concept de *maladie* se retrouvent dans les affections des personnes chez lesquelles il existe des situations récurrentes susceptibles d'être abstraites par l'individu lui-même. Difficiles à extérioriser, elles ne sont pas toujours dites par le patient. C'est au médecin de les faire surgir et de les inclure dans le discours médical comme entités dotées de leurs propres attributs.

2.La « non-maladie »

La « *non-maladie* » (R. SMITH, 2002) désigne les faits cliniques ressentis et interprétés à tort comme une maladie par le patient et qui ne sont pas reconnus comme tels par le médecin et l'assurance-maladie. Les limites théoriques de la non-maladie sont l'absence d'arguments indubitables de traits morbides du point de vue de l'individu, du médecin et de l'institution qui en garantit les frais.

En effet, une personne peut, d'une part, ne présenter aucune symptomatologie, ne pas s'estimer malade et l'être objectivement. Elle peut, d'autre part, se plaindre d'une souffrance, alors que le médecin ne dispose d'aucun élément pertinent pour fonder ou même soupçonner un diagnostic clinique. Ce qu'il constate peut encore être aux limites de son savoir ou de celui des membres de sa profession. Cette incertitude est celle de la fibromyalgie, de la fatigue chronique, des perturbations de l'attention avec ou sans hyperactivité et de la peur. D'autres situations ont été discutées. Parmi celles-ci, relevons l'arythmie circadienne, la taille du pénis, le travail, l'ennui, la solitude et le malheur.

Lorsque le patient ne se sent pas malade et que le médecin a la preuve par la clinique et les signes paracliniques qu'il est atteint de maladie, L. PERINO (2023) note l'existence de certaines dérives qui peuvent en découler, telles la confusion entre la maladie réelle et la maladie potentielle ou celle entre la maladie et le vieillissement. Ceci conduit à des diagnostics exagérés ainsi que, chez le patient, à des angoisses, des soins, des traitements qui devraient être évités. L'emploi de thérapies cognitivo-comportementales y serait plus approprié que celui de traitements pharmacologiques.

La justification du recours à la Médecine est plus délicate dans des domaines qui ne le sont pas habituellement. C'est le cas de la recherche d'une beauté excessive, du changement de genre et du dopage qui mènent à la dénaturation de l'être humain. Il sera abordé plus loin.

Il se trouve parfois que la culture influe sur l'affirmation de la maladie. C'est ce qui s'est produit dans l'histoire de l'homosexualité à partir du XIX^{ème}siècle avec C. WESTPHAL (1870) et R. KRAFT-EBING (1886).

La confiscation de l'éthique sexuelle par la morale de la famille a entraîné la médicalisation et la psychiatrisation de l'homosexualité en tant que perversion. Il a fallu attendre 1973 pour que l'Association Américaine de Psychiatrie et 1990 pour que l'O.M.S. lui retirent définitivement son statut de maladie.

Ceci n'a pas empêché l'exceptionnelle prise en charge par l'assurance-maladie de certaines médicalisations de *non-maladie* comme l'accouchement. L'intérêt collectif l'emporte là sur l'intérêt individuel du fait de ses conséquences socio-économiques.

La négativité de la *maladie* répond à l'indétermination d'un concept créé par l'homme à son usage dans son cadre de vie. La *maladie* reste une circonstance virtuellement constituée de l'existence qui peut avoir une valeur létale. Elle n'a pas tout à fait la même réalité que la *pathologie.* Celle-ci n'a pas non plus d'antonyme et ne peut être traitée que positivement dans son authenticité.

3.La pathologie

Comme le recommandait déjà A. KLEINMAN (1981), il est fondamental de reconnaître en Médecine le caractère naturel de la *pathologie*. De ce fait, cette dernière ne subit pas la mise en forme d'une finalité de l'homme. Elle n'est pas le résultat de sa production. Elle existe indépendamment de lui. Elle est une portion du réel qui existe par elle-même. Elle naît, est et subsiste sans son intervention. Elle en est l'essence. Mais cette acceptation n'apparaît pas toujours aussi nettement dans l'usage vernaculaire et scientifique qui, dans la pratique, est fait du terme qui la représente et qui se montre souvent excessivement polysémique.

3.1. *Définitions de la pathologie. La physiopathologie*

Des définitions les plus habituelles de la *pathologie,* ressortent deux orientations principales qui semblent délicates à accorder et en brouillent la signification.

La première couvre la notion de *maladie*. La *pathologie* y est considérée comme son synonyme. Elle devient par ce biais l'ensemble des maladies connues ou reconnues comme telles. Elle fait état de son implication dans ses symptômes, ses causes, ses facteurs de risque, voire ses mécanismes et ses modes d'évolution. Elle y désigne d'abord de larges champs d'investigation longtemps regroupés en trois catégories, la pathologie *générale, externe et interne* qui sont censées en détenir et en soutenir la quiddité.

Traditionnellement, la *pathologie générale* est une partie de la pathologie traitant des éléments communs à toutes les maladies. La *pathologie externe*, quant à elle, est l'ensemble des affections apparentes qui sont curables par une action extérieure à l'organisme : lésions traumatiques, malformations et déformations, tumeurs visibles et palpables. Elle relève surtout de la *chirurgie* qui fait appel à des techniques et procédés comportant une action manuelle directe sur le corps humain, avec ou sans instrument, soit par des manœuvres externes, soit par des interventions nécessitant l'effraction sanglante du revêtement cutané. Elle s'adresse à des organes (foie, cœur, poumons) ou des appareils (digestif, moteur). Elle se distingue par ses objectifs (extraction, réparation, esthétique) et par les procédés utilisés (microchirurgie, chirurgie plastique, petite chirurgie).

Dans le même cadre, la *pathologie interne* est l'ensemble des affections inapparentes et non accessibles à une action extérieure.

Du point de vue *psychique*, c'est le même rapprochement de la notion de *pathologie* et de *maladie* qui est en jeu, pour ne pas dire l'assimilation de l'une à l'autre, et qui explique que l'on parle de *pathologie mentale*. Il est vrai que l'altération envisagée vaut aussi, peu ou prou, pour l'éclosion de la maladie psychique. Il faut toutefois remarquer qu'elle ne tient pas suffisamment compte du fait que, si le *soma* désigne la matière vivante de l'organisme, la *psyché* représente la propriété et l'expression de cet organisme comme réalité pensante guidant ses comportements et ses conduites et qu'elle est liée à des mécanismes non plus physiopathologiques, mais psychopathologiques.

Il en découle que la maladie et la pathologie répondent approximativement à une *atteinte morphologique et fonctionnelle d'un organisme vivant, de ses organes et de ses systèmes,* Dans la maladie, son apparence est surtout fonctionnelle. La preuve n'est pas obligatoirement nécessaire pour freiner totalement l'action thérapeutique. Son organicité et son authenticité affirmées sont, par contre, indispensables pour accréditer la *pathologie* et choisir les tentatives de traitement les plus spécifiques qui en touchent l'essence.

La deuxième orientation de la *pathologie* se revendique comme *clinique,* alors qu'elle apparaît plutôt comme un éclaircissement du fait clinique que comme sa réelle pratique. Elle relève de deux spécialités de l'ordre de l'investigation technique, celle qui étudie la morphologie macro- et microscopique des lésions des organes, l'*anatomie pathologique,* et celles qui relèvent de l'examen des liquides biologiques et des prélèvements tissulaires et cellulaires sous la forme d'extraits, de filtrats et de broyats, l'*histo*- et la *cytopathologie*, ainsi que la *pathologie moléculaire.*

Voici, par exemple, comment se définissent officiellement deux *Services de Pathologie clinique* appartenant à des Centres Hospitaliers Universitaires européens réputés.

Le premier indique que sa mission est d'assurer « une activité clinique diagnostique à laquelle s'ajoutent des missions de recherche et d'enseignement. L'analyse des prélèvements tissulaires ou cellulaires d'origine biopsique, chirurgicale et cytologique permet non seulement l'établissement de diagnostics, mais également l'évaluation de facteurs pronostiques ou prédictifs de réponse à certains traitements, lesquels varient selon les pathologies diagnostiquées ». L'activité diagnostique « permet ainsi d'orienter la prise en charge des patients et contribue aux décisions thérapeutiques ». Enfin, par la réalisation d'autopsies médicales et par ses activités de recherche, « (elle) participe à la compréhension des mécanismes physiopathologiques impliqués dans les processus lésionnels ».

Le deuxième se propose « trois missions essentielles : des activités cliniques médicales, l'enseignement, pré- et postgradué et la recherche ». C'est « un service indispensable pour la mise au point diagnostique, les décisions thérapeutiques et le suivi de différentes affections, en particulier les cancers. En effet, les médecins pathologues sont responsables de l'analyse des différents prélèvements de tissus ou de cellules - biopsies, pièces opératoires chirurgicales, liquides, ponctions à l'aiguille…dans le but d'établir un diagnostic. Il s'agit d'un élément-clé pour la prise en charge ultérieure des malades, en particulier pour les pathologies tumorales ». Les pathologues « ont pour interlocuteurs en général les médecins traitants à qui ils communiquent les conclusions de leurs analyses ». Ils ne sont ainsi que rarement en contact direct avec le malade. Ils « participent aussi aux conférences réunissant les collègues des autres spécialités où ils partagent leurs différentes observations. A ce titre, les pathologues jouent un rôle actif dans les décisions pré-thérapeutiques et le suivi des malades ». Le Service « est impliqué dans des projets de recherche clinique ou académique en collaboration avec d'autres services…et parfois avec l'industrie. Il participe également au développement (d'une) Biobanque institutionnelle et de la banque des tissus de l'Institut de Pathologie ». Il accueille

« les futurs pathologues et les médecins souhaitant acquérir une expérience dans cette spécialité. Il reçoit régulièrement des stagiaires médecins et techniciens. Il contribue aussi à la formation professionnelle régionale ».

Il existe ainsi une ambiguïté qui porte sur la notion de *pathologie* et sur celle de *clinique.* Elle a d'abord trait à la nature de la *pathologie.* La *pathologie* n'est pas clinique au sens exact du terme. Elle est nettement *paraclinique* et sûrement *biologique*. Elle est au service de la clinique sur les plans diagnostique, pronostique et thérapeutique. Elle travaille à l'intention du *clinicien* pour améliorer l'efficacité de son action. Elle se consacre à l'étude des changements structurels et fonctionnels fondamentaux de l'organisme. Or, la fonction du clinicien est de se préoccuper avant tout du malade en tant qu'être humain, ce qui n'est pas celle du pathologue.

Il apparaît donc nécessaire d'actualiser le langage médical pour que l'exigence de sa spécification prenne la part qu'elle mérite dans l'essor de la Médecine.

L'analyse des sources de la *pathologie* sont à rechercher dans la *physiopathologie* ou *physiologie pathologique* qui étudie les mécanismes qui modifient les fonctions de l'organisme (respiration, circulation, digestion, élimination, reproduction).

3.2. *La psychologie pathologique, la psychopathologie et la pathopsychologie*

En psychologie et en psychiatrie, l'étude de la pathologie prend la forme des domaines de la *psychologie pathologique*, de la *psychopathologie* et de la *pathopsychologie*.

La *psychologie pathologique* est la discipline qui permet au psychologue, comme le précisait déjà G. DUMAS (1908), de recueillir dans le champ de la pathologie mentale l'information qui lui est nécessaire pour mieux connaître et comprendre le fonctionnement psychique de l'homme qui n'a pas de pathologie. Il est vrai que les modèles conceptuels se sont diversifiés depuis lors. Ils sont devenus, entre autres, behavioriste, psycho-analytique, cognitiviste, etc.

La *psychopathologie* n'est pas le doublet de la *psychologie pathologique*. Elle n'est que la théorisation d'une pratique psychiatrique ou une sorte de « théorie de la connaissance du fait psychiatrique ». Elle appartient en propre à la démarche du psychiatre. Il arrive que le psychologue se l'approprie de façon exagérée en investissant un champ qui n'est pas le sien, celui de la psychiatrie.

Contrairement à la *psychologie pathologique*, la *psychopathologie* ne devrait pas faire partie des procédures du psychologue et n'est nullement justifiée par les moyens d'intervention qui lui sont spécifiques.

Quant à la *pathopsychologie*, c'est la partie de la psychologie qui étudie, avec sa méthode propre, les faits psychiques présentant un caractère morbide.

CHAPITRE 3

LA MÉDECINE PAR ÂGE

La *Médecine par âge* ne peut faire l'impasse sur l'existence scientifiquement problématique d'une dichotomie de l'organisme humain qui distingue le *soma* et la *psyché*. Elle a la particularité de s'intéresser non seulement aux *affections* individuelles et collectives dont elle est responsable, mais aussi de suivre et accompagner le processus d'un *devenir existentiel* qui a pris l'allure temporaire du *développement* et du *vieillissement*. Il s'ensuit une séméiologie clinique qui fait se côtoyer des données *synchroniques* et *diachroniques* qui subissent inopinément des modifications qui ne sont pas toujours prévisibles. Ces données sont généralement de l'ordre *cognitif, conatif, affectif, relationnel et social.*

Nous nous arrêterons ici sur les problèmes des *âges de la vie*, de la *pédiatrie*, de la *gériatrie* et de leurs contre-parties psychiatriques, la *pédopsychiatrie* et la *psychiatrie de la personne âgée*. Le *développement* et le *vieillissement* seront l'objet d'une discussion distincte.

1.Les âges de la vie

L'existence a été découpée en phases, stades, étapes ou classes. Pour établir cette *périodisation*, on s'est servi de plusieurs critères, dont la perception que l'individu a de son âge, les moments auxquels sont identifiés chez lui des états biologiques différents ou des activités déterminées, imposées ou choisies, les phases reconnues de son développement et de son vieillissement, ainsi que leurs zones de *transition*.

Ceci a permis de déterminer plusieurs types d'âges.

1.1. *Les âges qui définissent des limites relativement établies*

Nous retiendrons l'*âge chronologique* qui indique le temps écoulé entre la naissance et l'instant présent, l'*âge social* et *juridique,* qui sont fixés par la société et qui déterminent par la loi les droits et devoirs de chaque citoyen selon son âge : celui de commencer et d'achever sa scolarité obligatoire, celui du droit au travail, celui de se marier, celui de voter, celui de faire son service militaire, celui de prendre sa retraite, etc.

D'un point de vue chronologique et *social*, il est habituel de reconnaître des phases qui se recouvrent parfois selon la culture et l'usage que l'on en fait.

Habituellement, on retient dans la première partie de l'existence : l'*enfance* et l'*adolescence* inclus dans la *jeunesse* (15/17-20/22 ans). Le pédiatre y décerne de plus le *nouveau-né* (0 à 28 jours), le *nourrisson* (29 jours à 12 mois), le *tout-petit* (13 mois à 2 ans), la *petite enfance* (2-5 ans), l'*enfance intermédiaire* (6-11 ans), l'*adolescence* (13 à 18 ans).

Leur succèdent la période de *jeune adulte* (19-25 ans), celle de l'*adultité* (J. GUIGOU, 1974) ou *adultat* (R. HOUDE, 1986) (22 à 50 ans) et de la *maturité* (50 à 62-65 ans).

La dernière partie de l'existence est marquée par le *troisième âge* (J.A. HUET, H. DESTREM, 1958) ou *tiers temps* (J. BOUDET, 1990) (62-65 ans à 80 ans), le *quatrième âge* (A. THEVENET, 1989) (80 à 100 ans) et le *cinquième âge* (au-delà de 100 ans).

Le terme de *supercentenaire* est apparu dans la septième décennie du siècle dernier pour désigner les individus qui atteignent ou dépassent 110 ans.

Ces distinctions représentent des étapes et des états de l'existence et non des processus.

Dans toutes les études, l'*âge chronologique* reste encore avec la *performance*, même si cette dernière reste contestable, l'un des marqueurs les plus utilisés des changements induits par le processus de vieillissement qu'il soit somatique, psychique ou social.

La *segmentation d'une population* a un *intérêt démographique* indéniable. Sur les plans administratif, médical, psychologique, social et économique, elle se justifie par son caractère opérationnel. Elle a été utilisée à la fin du XIXème siècle pour l'enfant. Elle s'est affirmée dans le début de la deuxième moitié du siècle dernier pour la personne âgée. Elle confirme l'importance, la spécificité et l'urgence de la prise en compte de problèmes non seulement attachés à l'âge, mais aussi à deux processus qui fondent leur essence, ceux du *développement* et du *vieillissement.*

Il est trop facile d'affirmer maintenant que cette fragmentation est inadaptée pour traiter du *continuum de la vie*, de l'interdépendance de ses différentes étapes dans un projet d'ensemble de l'existence et de la préparation à la prévention des circonstances d'une vie dont on cerne encore mal la nature.

Le fait de considérer le *développement* et le *vieillissement* dans leur globalité comme homogène ont renforcé des *stéréotypes socioculturels* sur l'âge, excessivement positifs pour le premier et extrêmement négatifs pour le deuxième que l'on évoque toujours en termes de déclin et de déficit.

Quant au cloisonnement des *générations*, il ne semble pas dépendre, dans l'émergence de sociétés de plus en plus pluri-générationnelles, de la seule mise en œuvre de politiques d'intégration souhaitées des âges en coordonnant les actions entreprises à toutes les phases du cycle de vie.

L'évocation d'un *continuum de la vie* de la naissance à la mort ne suffit pas non plus pour que chaque génération reconnaisse dans l'autre un aspect évolutif et fondateur de sa propre existence. Néanmoins, rapprocher les générations pour améliorer la qualité de vie de chacun reste un objectif à mieux prendre en compte et à explorer.

1.2. *Les âges qui ne permettent pas d'établir des limites précises*

Ils concernent l'*âge biologique*, l'*âge physique,* l'*âge psychologique*, l'*âge cognitif* et l'*âge affectif.*

Ces âges abordent, de leur côté, des processus du déroulement de la vie tout à fait indépendants des *âges chronologique* et *social.* Ils ne peuvent se satisfaire d'une quelconque segmentation.

C'est ainsi que l'*âge biologique* apparaît comme le reflet de l'âge réel de l'organisme. Sa mesure repose sur celle de l'état des organes et de leurs fonctionnements. Elle comprend des données générales, telles celles du poids, de la taille et du métabolisme de base. Elle s'intéresse également aux aptitudes fonctionnelles à travers celles de la force musculaire, de la pression artérielle, de la capacité vitale pulmonaire, de l'acuité visuelle et auditive et de la cognition. Elle se complète de l'étude des paramètres biologiques qui explorent plus spécifiquement les différents appareils et systèmes de l'organisme. Cet âge est considéré comme *différentiel*, ce qui voudrait dire que chaque personne vieillit à un rythme qui lui est propre tant sur le plan intra- qu'interindividuel.

1.3. *D'autres âges*

Il y a aussi l'*âge que l'on éprouve*, celui *sous lequel on apparaît* et celui *que l'on préfère*. Les *transitions* y perdent de leur netteté.

L'*âge selon la nature* ne correspond plus à l'*âge selon la culture*. Ils prennent maintenant la signification de l'élaboration symbolique qui leur est prêtée, même si l'on tend encore à leur donner la même valeur et à les rendre interchangeables.

L'*âge convoité* se modélise sur *ce qui paraît le mieux* à chaque période de l'existence. Il est, pour E. DESCHAVANNE (2007), « l'innocence imaginative de l'enfant, la vitalité révoltée de l'adolescent, l'autonomie responsable de l'adulte et l'expérience désintéressée du vieillard ».

Pour réussir à reconfigurer une échelle des âges de la vie qui soit significative, il faudra désormais tenir compte de l'allongement de la durée de la vie, de son individualisation et du bouleversement profond et continu des modes de pensée qui se diversifient.

2.La pédiatrie

Il faut attendre le XVIII^{ème}siècle pour que l'enfant soit progressivement perçu comme un être en croissance et en maturation somatique et psychique, ainsi que comme un sujet d'éducation et d'apprentissage nécessitant une intervention précoce.

La mortalité infantile a été telle qu'elle fut mise sur le compte de la fatalité et n'a longtemps pas retenu l'intérêt. L'infanticide et l'eugénisme des malformés ont souvent été pratiqués. La malformation voulue alimentait la mendicité.

Le terme de *pédiatrie* apparaît en 1872. Avant la Première Guerre mondiale, peu de praticiens se consacrent à l'enfant. La *pédiatrie* est alors devenue la spécialité médicale qui va s'en préoccuper. Elle étudie, détecte, prévient, soigne et traite les affections qui surviennent de la naissance jusqu'à la fin de l'adolescence à la période post-pubère. Elle est en lien depuis la vie intra-utérine jusqu'aux vingt-huit premiers jours avec l'*obstétrique*. Dans cette période, elle constitue la *néonatalogie* qui se préoccupe surtout des nouveaux-nés, des pré- et post-maturés et des malformations fœtales.

Différentes techniques, telle la ponction amniotique, permettent de mettre en évidence un risque pour le fœtus lors de la grossesse (anomalie chromosomique, malformation congénitale, etc.).

A la naissance, des atteintes *anatomiques* (bec de lièvre, fente labio-palatine, luxation congénitale de hanche), *sensorielles* (strabisme, cécité, surdité), *métaboliques* (phénylcétonurie, hyperphénylcétonurie, hyperphénylalaninémie, hypothyroïdie congénitale, diabète, mucoviscidose) peuvent être constatées. Plus tard, peuvent se manifester les premiers symptômes de l'*autisme*.

Comme il s'adresse à un organisme en *développement*, le *pédiatre* est chargé de surveiller l'évolution et les modifications permanentes dont l'enfant est le sujet. Il est essentiel pour sa vie et sa survie, son hygiène, son alimentation progressive (avec ou sans allaitement), sa protection (vaccinations), son éducation, son traitement et les conseils aux proches.

Ceci nécessite des qualités d'écoute, de patience et d'observation avec des enfants parfois craintifs, récalcitrants, indisciplinés ou qui ont de la peine à s'exprimer et à avoir des relations exemplaires avec leurs parents.

3.La pédopsychiatrie

C'est la branche de la psychiatrie qui concerne les enfants de la naissance à l'entrée dans la vie de jeune adulte. La pertinence des tableaux cliniques est difficile à apprécier et l'application des traitements médicamenteux délicate à maîtriser. En effet, l'état de l'enfant, qui est un être en devenir, peut rapidement se modifier.

De ce fait, la *pédopsychiatrie* entretient des liens étroits avec la biologie, la psychologie du développement, en particulier génétique (S. FREUD, H. WALLON, J. PIAGET), les sciences de l'éducation et la sociologie.

Son objet apparent est l'enfant, mais elle s'adresse aussi aux parents, à leur collectivité et à ses moyens d'instruction et de formation, dont l'école. Elle est écartelée entre un point de vue privilégiant la biologie (neuroanatomie, neurophysiologie, neurosciences) et un autre qui valorise le psychisme (apprentissage, affectivité, relations).

Avec la maîtrise progressive des conduites alimentaires, des rythmes de sommeil, de la propreté (énurésie, encoprésie), de la thymie qui retiendront le pédopsychiatre, ce sont celles de l'inhibition, de l'agitation, de l'acquisition intellectuelle et de l'autisme qui resteront au premier plan.

De la même façon que la *physiopathologie* est fondamentale pour les disciplines somatiques de la médecine, la *modélisation* de la pédopsychiatrie est nécessaire à son identification. Il s'agit là d'une tentative de saisir le futur de systèmes complexes d'interactions entre des éléments que l'on peut détecter avec le recours à des entités qui autorisent une explication possible. L'absence de modélisation y est tenue pour douteuse. Ce serait celle de l'athéorie ou des « troubles » objectifs. La disparition apparente de ces derniers est certes importante, mais l'est moins que celle de la structuration même de l'organisation interne de cette modélisation. Si la modélisation se joue sur des jeux rationnels d'événements idéiques, elle peut rester totalement inefficace.

4.La gériatrie

Pour certains, la *gériatrie* ou *gérontologie clinique* est la *Médecine Interne* de la personne âgée. Pour d'autres, elle est un des aspects spécialisés d'une *Médecine d'éducation ou de rééducation fonctionnelle (ou Physiatrie*) de la personne âgée. Pour d'autres encore, elle n'est qu'une *Médecine Générale de l'âgé* qui a acquis, qu'elle soit ou non de *premier recours*, un statut situant son identité dans une approche contextuelle qui lui est propre.

En fait, la *gériatrie* semble trouver sa voie autour de plusieurs critères. C'est une *médecine somatique* qui traverse autant les fonctions que les organes. C'est une *médecine spécialisée et non globale* comme on a longtemps voulu l'affirmer dans une perspective holistique. Elle a la particularité de s'attacher aux *problèmes relationnels spécifiques liés à l'âge avancé.* Elle s'exerce dans un *milieu thérapeutique, privé ou public, ambulatoire ou hospitalier, souvent institutionnalisé.* Elle pointe un *moment déterminé d'une adaptation singulière de la personne âgée à son milieu*, dans lequel doivent être *plus socialement expérimentés dans leur simultanéité* et/ou *leur succession les gains d'autres actions médicales différenciées préalables*. Elle vise le maintien de l'autonomie de mouvement et de gestion, ainsi que la qualité de la vie. Elle est donc autant définie par le fait de soigner des personnes âgées que par la manière dont elle le fait individuellement ou en groupe.

La *gériatrie* ne peut être le cumul sous une même responsabilité de tous les aspects des spécialités médicales qui s'adressent à l'âgé, soit une *Médecine de la personne âgée* dans son ensemble ou ce que serait une *Gérontologie médicale.* Elle n'en est qu'une fraction et n'en porte pas toute la responsabilité. De ce fait, elle doit respecter l'identité de toutes les autres spécialités médicales qui s'activent dans le domaine de l'âge avancé.

La *gériatrie* est une des composantes de la *gérontologie* ou *gérontie*, terme habituellement utilisé pour désigner toutes les disciplines qui, de près ou de loin, s'intéressent à la *vieillesse* et au *vieillissement* des êtres vivants, plus spécifiquement humains, qui en ressentent les effets dans tout le cours de leur existence. Les dimensions de la *gérontologie* sont non seulement médicales, mais aussi sociales, économiques, démographiques, psychologiques, anthropologiques et culturelles.

Dans l'âge avancé, l'individu perçoit de plus en plus la moindre mise en fonction de l'activité physiologique de son organisme, ce qui l'inquiète, car cela lui fait craindre à tout instant un dysfonctionnement menaçant pour son existence.

Parmi les *problèmes* qui le concernent plus spécialement, citons ceux de l'atteinte de l'état général, de la dénutrition, de la déshydratation, de la réduction de la mobilité, de la marche et des chutes, de la *camptocormie* ou cyphose lombaire progressive, de la constipation, de l'incontinence urinaire et anale, des escarres, de la douleur chronique, de la démence, du sommeil et de la maltraitance. La polypathologie et la polymédication y sont fréquentes. La *gériatrie* doit faire appel aux compétences des autres spécialités médicales lorsque cela s'avère nécessaire.

5.La psychiatrie de la personne âgée

Elle est un autre aspect de la *Médecine de la personne âgée.* Elle a pour synonymes la *gérontopsychiatrie*, la *géropsychiatrie*, la *psychiatrie de l'âgé*, la *psychiatrie de l'âge avancé*. Elle doit être distinguée de la *psychogériatrie* et de la *psychiatrie gérontologique*.

La *psychiatrie de la personne âgée* a pour objet l'étude et le traitement, par le biais du concept de *maladie mentale*, des affections psychiques liées à une atteinte organique ou fonctionnelle de l'organisme qui apparaissent, réapparaissent ou se prolongent dans la vieillesse dont le début est fixé arbitrairement dans la sixième décennie.

Ses catégories les plus habituelles sont les états thymiques, dissociatifs, délirants, confusionnels, démentiels, névrotiques et réactionnels, la pathologie afférentielle et de la personnalité, les états psychiques d'addiction et associés à des affectons organiques autres que démentielles.

Quant à elle, la *psychogériatrie* est la discipline qui s'intéresse essentiellement, du point de vue du patient, de son entourage et de ceux qui, d'une façon ou d'une autre, participent à ses soins, à la *psychologie de la pratique soignante de l'âge avancé.* Elle concerne toutes les spécialités médicales sans exception au moment où elles interviennent en faveur de la personne âgée. Elle implique également la pratique auprès des âgés de chaque profession soignante identifiée dans la mesure où cette dernière interfère sur la conduite thérapeutique du médecin et l'état du patient. Elle conditionne une approche et ne se pratique pas pour elle-même. Elle ne définit pas une profession.

De ce fait, la *psychogériatrie* est un chapitre particulier de la *psychologie médicale* d'une part et de la *psychogérontologie* d'autre part.

En tant que *psychologie médicale*, son domaine est celui de la *psychologie de la situation médicale* (rapports des médecins entre eux et avec les professionnels de la santé; position et influence psychologiques dans la société du médecin ; relations du médecin avec le malade, la famille, les juridictions, les collectivités ; vécu du patient, etc.), de la *psychosomatique* et de la *psychologie de l'histoire de la médecine*. La formation psychologique pratique du médecin se fait généralement dans le cadre d'un *groupe Balint*.

En tant que *psychogérontologie*, elle est la *psychologie du sujet qui vieillit et qui est vieux* et est, dans la vieillesse, une *psychologie de l'âge avancé.*

La *psychiatrie gérontologique* est une psychiatrie qui consiste, quel que soit l'âge du sujet concerné, à lire cliniquement un problème comportemental et à formuler un projet thérapeutique par l'intermédiaire d'une conceptualisation du changement qui se réfère exclusivement à la notion de vieillissement et non plus à celle de développement. Elle considère la situation clinique à travers l'état du vieillissement présent.

6.Le développement et le vieillissement

La *Médecine de l'enfance et de l'adolescence* et celle *de l'âge avancé* ont cette particularité de se soucier des conditions de l'existence de l'organisme humain dans son devenir.

La durée de vie possible de l'être humain se situe à l'entour de 120 ans. Elle n'y semble pas encore limitée. Cette éventualité et celle connue de la mort ne semblent néanmoins pas avoir modifié chez l'homme la nature optimiste du *développement* et celle alarmante du *vieillissement.* Cette *évolution* et cette *involution* s'immiscent dans la question du normal et du pathologique.

Or, il n'y a aucune raison de circonscrire le *développement* à la période qui précède l'adultat et de situer le début du *vieillissement* avec celui de la vieillesse qui est fixé arbitrairement autour de l'âge de la retraite du travail. Ces positions ont été sources d'erreurs et à l'origine de l'apparition du *jeunisme* et de l'*agisme*. Actuellement, le *développement* et le *vieillissement* couvrent chacun l'ensemble de l'existence. Leur antinomie cherche à s'effacer derrière les caractéristiques de la notion commune de *changement*.

Développement et *vieillissement* pourraient être entrevus tels qu'ils sont avec leurs propres mécanismes dans l'ontogenèse, l'épigenèse et la phylogenèse. Ils pourraient rejoindre l'un la notion de *genèse*, et l'autre celle de *dénouement*.

La *genèse* est la façon sous laquelle un sujet s'est successivement dévoilé selon la conjoncture. C'est aussi celle dont il est arrivé à ce qu'il est à un instant précis de son existence. Elle est le constat d'une réalité sans juger de sa cause. Elle est aussi inscrite dans une histoire qui la singularise. Elle présume un point de départ, le *commencement*, et un point à atteindre qui est son *accomplissement.*

Le *développement* soutient aussi parfois une hiérarchisation des conduites. Ceci lui permet d'inspirer les concepts de *maturité*, d'*immaturité*, d'*hypermaturité*, ainsi que ceux d'*harmonie* et de *dysharmonie.*

Plus que la cause et l'explication des changements observés, le *vieillissement* pourrait n'en être que la *conséquence.* Ils pourrait aussi ne résulter que d'une inadaptation au milieu ou rester idéologique. L'action pour y faire face semble préférable à leur description. La *plasticité* du vieillissement a été revendiquée.

Chaque discipline médicale tend à définir le vieillissement selon les préoccupations que ce dernier déclenche dans leur pratique. Elle explique à leur échelle sa complexion, son déploiement et son tempo. La clé de l'essence même du vieillissement n'est pas connue.

Devant ces difficultés, il est possible de regarder le *développement* comme le profil attendu d'un programme de devenir accepté pour la moyenne de tous les individus. Il dessine, dans une vue *prospective,* la ligne *normative* d'un processus de changement. Il porte en lui un *espoir*. Il envisage l'émergence d'aptitudes nouvelles avec l'avance en âge et la mise au second plan de capacités plus rémanentes à d'autres âges. Il est une *trajectoire de vie pressentie* qui peut aussi se gagner.

Le *vieillissement*, quant à lui, pourrait correspondre, dans une vue *rétrospective* et *présente* d'un devenir, à une *réalité* de *fait* dans une *quête évolutive de changements* dont certains pourraient bénéficier d'un meilleur contrôle individuel. Il marquerait l'accès à des maturités successives. Il tiendrait compte des influences respectives d'une biologie personnelle, d'une histoire individuelle et de ses crises, ainsi que de celles de leurs déterminants environnementaux.

Le *vieillissement* correspondrait alors à une *trajectoire de vie accomplie*. A la *valeur pronostique* du développement, répondrait la *valeur diagnostique* du vieillissement. Ainsi, une clinique de l'*origine* se complèterait d'une clinique du *devenir*.

Il s'ensuit que l'on ne peut plus évaluer dans l'existence humaine les niveaux respectifs du *développement* et du *vieillissement* d'un individu ou d'une communauté à partir d'un seul point de vue. En effet, il n'est pas possible de déduire du *développement,* celui du *vieillissement* et vice versa. Car leurs bilans n'en fournissent pas les informations suffisantes.

7.Conclusions

L'*enfance* et la *vieillesse* sont des *états* auxquels a été assignée une place déterminée dans les *âges de la vie*. Ils sont à ré-évaluer d'autant plus que la *longévité* s'est étendue à certaines des étapes de l'existence humaine, telles qu'elles étaient antérieurement admises. Leur abord s'en trouve modifié.

La *Médecine par âge* inclut pour le médecin une double projection, celle du *soin* et du *traitement* des affections qui s'y présentent et celle du *processus sous-jacent* qui l'anime et qui l'identifie.

Aux premiers moments de l'existence, la prévention est faite de détections d'altérations potentielles du jeune organisme et de conseils pour qu'il accomplisse dans l'harmonie les fonctions qui lui seront dévolues. Elle doit trouver les moyens de lui faciliter son intégration à la société humaine et à son environnement.

Dans la dernière partie de son existence, cette prévention est constituée du maintien d'une activité physique et psychique, de l'entretien d'aptitudes disponibles et de la recherche de procédés de compensation qui préservent l'action personnelle (aider à aider) et rejette l'aide directe. L'autonomie de mouvement et de gestion de l'âgé est à ce prix.

Le *développement* annonce une ligne de vie. Il profile l'avenir. Le *changement* représente sa concrétisation. Le *vieillissement,* quant à lui, ne semble ni pathologique, ni morbide, ni basé sur l'usure ou l'épuisement, ni être le seul fait d'une dégradation attendue. Il peut, pour certains, être un bienfait s'il est aménagé convenablement. Même s'il est parfois taxé scientifiquement d'*épigénétique* et philosophiquement d'*émergent*, il répond aussi, comme le *développement*, à une inclinaison de la vie.

Quoiqu'il en soit, l'être humain est en grande partie responsable de la gestion de son existence. Il l'apprend au contact d'autrui dans la manière dont il utilise les institutions mises à sa disposition lorsqu'il est jeune. Il le comprend lorsqu'il les conçoit pour ses suivants. Il le constate, lorsqu'il est vieux, dans la façon dont il a participé et continue de participer au bien commun.

II. LES CONFINS CONCEPTUELS

CHAPITRE 4

LA MÉDECINE HUMANISTE, HOLISTIQUE ET FACTUELLE

Les *Médecines clinique* et *biologique* que nous avons décrites ont dû affronter des idéologies qui ont cherché à imposer leurs théorisations et leurs pratiques.

Parmi ces dernières, la *Médecine humaniste* a continuellement rappelé la nécessité d'être respectueux à l'égard de l'homme dans ses dimensions tant physiques que métaphysiques. La *Médecine holistique* s'est attachée à valoriser une approche plus générale que l'addition des parties qui affectent l'individu. Elle ne s'appuie pas sur une stratégie de simplification, mais requiert une très large ouverture. La *Médecine factuelle*, quant à elle, a voulu bénéficier des données publiées sur des thèmes médicaux en les considérant selon le bien-fondé et la rigueur de leurs résultats. Comme les autres, elle n'a pas échappé à la critique malgré la primauté de ses remarques.

Ces orientations ont toutes montré que le médecin oscillait toujours entre la *logique* de ses conceptualisations et la *raison* qui guide son action thérapeutique.

1.La Médecine humaniste

L'*humanisme* affirme sa foi en l'être humain qu'il place au centre de tout. Il écarte actuellement toute la tradition spirituelle dont il a été l'objet. Il croit que l'homme subit son destin. Il instaure un rapport particulier de ce dernier avec la nature.

Comme adjectif, *humain* prend plusieurs sens. Il est propre à l'homme et fait partie de ce qu'il a d'essentiel et d'universel (N. GO, 2004). Il est accessible, compréhensible, concevable et sensible.

Comme espèce, l'*humanité* résulte d'un processus d'*hominisation* et d'*humanisation.* L'*hominisation* résulte d'une longue évolution biologique, Elle est le devenir d'une lointaine société de primates. L'*humanisation* de son côté est le futur de l'être humain. Elle est ce que l'homme fait de lui-même. Elle est ce dont il est capable et ce à quoi il a droit. Elle est ce vers quoi son effort le porte. Elle n'est pas figée. Elle a des valeurs qui ne viennent pas de l'extérieur et qu'elle peut poser. Elle a besoin de toute la diversité de ses forces contradictoires pour subsister. Elle s'articule avec l'éthique. Son existence et sa substance sont le remède à son culte. L'*hominescence* (M. SERRES, 2014) est le terme qui, quant à lui, indique un changement majeur du rapport de l'homme avec le temps et la mort. Il déplace les bornes de l'humain en passant par un débat bioéthique qui redéfinit et reconstruit l'humanité.

Il ne faut pas confondre la *Médecine humaniste* avec l'*Aide humanitaire* qui est un soutien d'urgence et momentané d'un pays ou d'une organisation privée mis en place lors d'une situation exceptionnelle ou d'une catastrophe naturelle (séisme, inondation, famine, etc.). Elle n'est pas l'*Aide au développement*.

Dans ce contexte, la *déshumanisation* de la Médecine continue à être décriée alors que le corps médical s'efforce de plus en plus de se préoccuper autant du patient que de ses affections. Cela n'empêche pas D. PELJAK (2017) de se demander à nouveau si l'*humanisme médical* n'est pas un oxymore de notre siècle.

La technique médicale s'est accrue. Le patient est devenu un client qui consomme des soins et des traitements. Les relations du soigné et du soignant se sont modifiées. Elles se sont judiciarisées. Certains problèmes de la société se sont médicalisés. La démographie médicale n'a pas suivi. Les ressources financières manquent. L'hôpital semble ne plus donner de sens à l'existence et à la vie. La matière vivante se transforme en matériau de laboratoire. La Médecine contraint la nature comme cela apparaît dans la procréation assistée et les greffes. Elle vire vers la « *surhumanisation* ».

Il est pourtant nécessaire de reconnaître l'évolution de la place du patient en Médecine. Le respect de ses droits a considérablement progressé. Il peut accéder à son dossier médical. Il dispose du *consentement* éclairé et libre, dont on sait qu'il n'est pas encore juridiquement satisfaisant. Il peut exprimer des directives anticipées sur son avenir. Une personne de confiance peut le soutenir et le guider. Il peut faire appel à une commission des usagers de la Médecine. Le mode d'hospitalisation en psychiatrie est dûment contrôlé. Des soins palliatifs sont mis en place. L'arsenal législatif s'est enrichi et clarifié.

Il est vrai aussi que le patient maîtrise de mieux en mieux les questions qui le concernent. Le rapport de supériorité du médecin envers lui tend à faire la place à une véritable rencontre d'altérité. Il est amené à être l'acteur de la gestion de ce qui l'affecte, à se responsabiliser et à user du droit de disposer de lui-même.

Le souci de la bientraitance et de la qualité des prestations empreintes d'empathie est là. Il est souvent conforté par des groupes de réflexion et d'évaluation des pratiques mises en œuvre. L'*humanisme* demande néanmoins à être périodiquement réévalué et redéfini, car il semble maintenant faire sortir l'homme de sa sphère.

Dans son évaluation des tentatives faites pour donner un fondement philosophique à *l'humanisme médical*, J. FERRY-DANINI (2019) montre que les approches actuellement prédominantes, celles de la *médecine narrative* et de la *phénoménologie de la médecine* ne donnent pas un aspect convaincant au concept même d'humanisme.

Les deux approches se construisent en opposition au modèle biomédical. Elles n'en n'imposent pas une compréhension cohérente même si la première l'envisage comme un résultat de la science et la deuxième comme un incident du réalisme. Elles s'appuient sur des allégations problématiques, telles que l'idéal de la subjectivité dans un cas, la cohérence méthodologique et la réduction au vécu psychologique dans l'autre.

Les sources de la « *deshumanisation* » ne seraient à découvrir ni dans l'absence d'empathie des soignants, ni dans la réflexion sur l'expérience des patients, ni dans la description de l'existant, ni dans la science.

Les problèmes humanistes à défendre en Médecine ressortiraient plutôt des limites de la recherche médicale et des moyens structurels et stratégiques mis en place pour réussir la continuité et la qualité des prestations à offrir. Il s'agit des facteurs qui mènent à ces objectifs. Leurs présupposés sont éthiques. Ils visent la souffrance de l'être humain.

2.La Médecine holistique

Selon J-C. SMUTS (1926), l'*holisme* est « la tendance dans la nature à constituer des ensembles qui sont supérieurs à la somme de leurs parties au travers de l'évolution créatrice ». L'ensemble est indivisible. L'addition des parties ne suffit pas à l'expliquer. Le *tout* est nécessaire pour comprendre tous les traits des parties. Ce mode de pensée s'oppose à celui du *réductionnisme*. En sociologie, les faits de société s'expliquent par d'autres faits de société dont les éléments ne sont que des agents inertes. L'*holisme* s'oppose là à l'*individualisme*.

On a voulu considérer l'*approche systémique* et la *pensée complexe* comme des équivalents de l'holisme. Le problème est de savoir ce que recouvrent exactement les termes de *totalité* et de *globalité*.

Il y a, en effet, plusieurs acceptions du *tout*. Celle de l'*intégral* (*totum*) met en évidence l'homme en son entier dans lequel les parties sont indiscernables. C'est le sens de l'holisme. L'*universel* (*omnis*) parle de tout homme dans une communauté d'individus. Les parties sont réelles, mais forment aussi un ensemble comme une nation. Elles rassemblent les éléments d'une classe. Ce peut être aussi les détails d'une entité. Le *distributif* (*quisque*) comprend tous les éléments de son extension et en même temps chacun d'entre eux. Le *cyclique* (*quisquam*) ressort du quiconque dans le sens de l'indéfini. *Le tout* prend un ensemble dans son intégralité. *Un tout* forme une unité.

Bien souvent, ce que l'on estime *global* ne l'est qu'au terme d'une longue évolution d'un phénomène qui ne prend d'abord en considération que quelques éléments avant d'en absorber d'autres.

C'est ainsi que le *modèle biopsychosocial* de G. ENGEL (1980) qui se voulait *général* dans son intention est resté autonomiste. Il offre plus une juxtaposition de notions qu'une réelle intégration de paramètres biologiques, psychologiques et sociaux. En témoigne le fait qu'ils sont encore vus comme appartenant à des catégories distinctes et que leur nombre limité ne les soustrait pas à la censure réductionniste. Ils perpétuent la doctrine.

On peut en effet qualifier ce modèle de dogmatique dans la mesure où il ne se réfère pas à des critères proprement scientifiques. Il s'en remet plutôt à des systèmes de croyances hérités de personnages d'autorité éloignés, énigmatiques et fascinants. Il a tendance à braquer l'humanisme contre la science.

L'être humain n'est toutefois pas la simple partie d'une totalité. Il reflète quelque chose de plus qui frise l'indicible et lui permet de s'en détacher pour s'interroger sur lui-même et le monde qu'il habite. Le *global* et le *total* n'y apparaissent alors pas comme un rapport terme à terme de « concept » à « objet », mais d'« exposés sur » à « exposés sur ».

L'*holisme* vise à s'exprimer sur le *finalisme* et le *déterminisme.* Il permettrait de s'en libérer. Pour certains, il contribue au contraire à les concilier puisque l'organisme se dérobe à toute élaboration interne.

Pour E. MORIN (2014), la *pensée complexe* est à la fois *holiste* et *réductionniste.* L'objectif est ici de rattacher le concret des parties à la totalité, soit la globalité de l'holisme à la systématique du réductionnisme.

L'*holisme* intervient ainsi dans les oppositions entre le *monisme* et le *dualisme*, le *vitalisme* et le *mécanicisme* ou ce qui est *agnostique* et ce qui ne l'est pas. Son raisonnement peut être source d'inexactitudes. Sa complexité peut faire apparaître des propriétés dites *émergentes* et une *auto-organisation.* Le *tout* semble valoriser les parties par la fonction qu'elles y jouent.

Les options auxquelles ont mené les divers emplois qui ont été faits de l'holisme jettent un doute sur son objectivité.

Dans son application en Médecine, il y est également affirmé qu'il ne s'explique pas par la somme de ses parties, alors que cela n'est ni vérifiable, ni réfutable par l'expérience comme le fait de savoir s'il est autre que cette combinaison et n'en offre pas de plus originales. Tout juste peut-on utiliser cliniquement le contraste grossier et réel qui se produit lorsque l'on compare une vision qui couvre un ensemble et celle qui perçoit chacun de ses éléments.

3.La Médecine factuelle

La *Médicine fondée sur des faits vérifiables* (*Evidence Based Medicine EBM*) se définit comme le recours aux meilleures données disponibles pour décider du choix thérapeutique. Elle comprend donc celles tirées de l'examen du clinicien dans sa relation avec son patient couplées de celles issues de la littérature médicale, soit celles des études cliniques et thérapeutiques systématisées, des essais randomisés en double aveugle, des méta-analyses et des suivis soigneux et pertinents. Il est nécessaire d'y distinguer le probable, le probant et la preuve. Le *probable* est ce qui peut être raisonnablement attendu. Le *probant* est ce qui démontre sérieusement. La *preuve* fonde ce qui est vrai.

Ce sont les données du clinicien tirées de sa relation avec son patient qui contrôlent le poids des données qu'il extrait de la littérature médicale. En effet, les apports extérieurs peuvent être inadéquats ou impropres aux cas retenus. Mais la Médecine paraît englober généralement plus que ce qui est « scientifisé ».

Les tenants de la *Médecine factuelle* commencent par émettre une question sur une difficulté posée par l'observation clinique. Ils dégagent des articles publiés les facteurs capables d'y fournir une réponse. Ils établissent un niveau de preuve (qualité de l'exposé, sélection par des tiers, comité de lecture, exigences de l'éditeur, etc). Ils jugent alors de la nécessité ou non d'en tenir compte et du degré de leur application. Ils évaluent enfin les suites de l'éventuelle mise en œuvre de leurs conclusions. Cette démarche devient ainsi le témoin de leur compétence professionnelle.

La réduction de la subjectivité dans la *Médecine factuelle* entraîne une utilisation irréfléchie et quasi automatique des recommandations de faits établis. Elle fragilise la liberté cognitive, affective et relationnelle du médecin. Elle tend certes à limiter les frais médicaux. Elle justifie, en effet, les programmes de rationalisation des ressources financières et matérielles dans lesquels le point de vue populationnel prime sur les nécessités individuelles. De plus, les données à disposition ne couvrent jamais tout le champ médical. Certains domaines sont moins ou peu étudiés, tel celui des maladies rares.

Il est, par ailleurs, des affections complexes qui répondent à des altérations, des étiologies, et des dysfonctions multiples. Il arrive aussi que le médecin soit dans l'obligation de saisir et d'interpréter une présentation singulière de l'affection plus que de différencier un aspect clinique déjà observé. La pratique médicale convenable, qui est disponible, reste inappliquée. Il se produit un conflit entre la *logique* statistique des essais cliniques et l'*entendement* médical que peut corriger la personnalisation du soin et du traitement.

Sans être une panacée, la *Médecine factuelle* peut cependant soutenir le jugement clinique et orienter certaines décisions de traitement, en particulier médicamenteuses. Elle est plus difficilement réalisable dans l'aire des comportements et des conduites comme celle de la psychiatrie. La pédagogie médicale peut toutefois en bénéficier.

4.Conclusions

La notion d'*humanisme* affranchie de son arrière-fond métaphysique est bien acceptée, entretenue et transmise dans le corps médical. Son application se heurte cependant à la répartition des ressources financières disponibles qui ne suivent pas l'augmentation de la population visée et de ses besoins effectifs.

Les progrès de la technologie suppléent par la robotisation certaines insuffisances des aptitudes du médecin en tant qu'être humain. En effet, ce dernier n'arrive toujours pas à maîtriser tout ce qui reste d'*inhumain* dans la société des hommes. Il va jusqu'à vouloir dépasser la nature pour gérer lui-même les confins de la vie. Il semble y tester sa puissance à la perpétuer, voire à l'immortaliser, ce qui n'est nullement de son ressort.

L'*holisme* n'a pas sa place en Médecine. Le *tout* est difficile à cerner et à définir. Les caractéristiques de cette idéologie ne relèvent pas de la science. Elles ne peuvent être démontrées. Elles ne sont pas raisonnables. On veut cependant leur donner de la valeur en affirmant que la pensée doit être capable non seulement de disjoindre la globalité et le fait singulier, mais encore de les faire se côtoyer ou même de les faire s'assujettir pour les dépasser.

La *Médecine factuelle* s'appuie théoriquement sur l'*argumentation*. Elle affirme reposer sur des faits attestés et prouvés. En réalité, elle fluctue souvent entre la *probabilité* et la *démonstration*. Certes, elle recherche la justification. Elle n'en apporte fréquemment que des degrés laissés à l'appréciation du médecin. Elle doit se méfier du formalisme du langage qui s'introduit dans la communication et peut verser dans le doctrinaire. La *Médecine factuelle* a toutefois le mérite de rappeler à chaque instant au praticien l'importance de la vérification rigoureuse des arguments qui emportent la détermination de ses conseils.

La Médecine peut être victime de ses abstractions lorsqu'elle cherche à réunir ce qui, dans son domaine, s'affronte sur le plan idéique. Elle peut relier, sur le plan ontologique, la disparité illimitée du réel à un seul phénomène et faire, sur le plan méthodologique, d'une science unique le paradigme de toutes les autres. Mais elle a aussi la capacité de recourir à son savoir propre et de continuer à participer à son essor.

CHAPITRE 5

LA MÉDECINE ET LES SCIENCES SANITAIRES

L'introduction, en 1946 par l'Organisation Mondiale de la Santé (O.M.S.), de la notion de *santé* définie comme un état de « *bien-être* physique, psychique et social qui n'exclut pas la présence de maladies ou d'infirmités » semblait avoir pour but de dépasser l'usage des concepts qui structuraient jusqu'alors les *sciences médicales*, en particulier ceux de *maladie* et de *pathologie*.

Voulue pour restreindre l'ampleur d'une médicalisation excessive que certains voyaient poindre et condamnaient, la *santé* introduisait le paradigme du *bien-être* que le médecin croyait déjà inhérent à sa fonction. Pour lui, cela semblait aller de soi. Son apport semblait ne pas avoir de véritable intérêt immédiat pour sa pratique. Propre à un individu, il rendait d'emblée difficile l'identification d'un dénominateur commun à une population. Il entretenait une confusion entre le *bien-être* et la *santé*, dont le premier n'était déjà qu'une des composantes de la seconde.

La *santé* est objectivement délicate à définir. Elle semble malaisée à opérationnaliser sur le plan médical. Elle entraîne des glissements sémantiques épineux à contrôler entre des appellations qui se font face, se doublent, s'associent et s'opposent. Elle a eu néanmoins l'avantage de contraindre la Médecine à préciser son propre langage notionnel.

1.Les sciences du bien-être

La notion de *bien-être* est prise dans des sens qui peuvent changer selon le mode de pensée et d'emploi qui en est fait, d'un individu à l'autre et d'une collectivité à l'autre. Elle est fondamentalement, pour l'homme, un sentiment d'agrément et d'épanouissement né du plein contentement de son organisme.

Mais ici, le *bien-être* est déterminé plus comme une aptitude comportementale que comme un état. Là, il signe une vie réussie. Il peut aussi notifier la prépondérance d'affects positifs. Il se retrouve ainsi dans le recours à des mots tels que la *satisfaction à l'égard de la vie* qui, sur le plan cognitif, est une évaluation de la qualité de la vie, le *bonheur* qui en est une expression plutôt affective et le *moral* qui est une disposition à supporter une épreuve. Bien que n'étant pas des synonymes, ces mots sont fréquemment utilisés les uns pour les autres. Il existe toutefois des désaccords non seulement psychologiques, mais aussi philosophiques sur l'individualisation précise du *bien-être*.

L'intuition ordinaire donne au *bien-être* une valeur positive, Le *bien-être* est désirable en soi. C'est une estimation qui a sa propre finalité. Il appartient à une personne définie. Ainsi, la notion de *bien-être* n'implique pas un état psychologique que l'on retrouve dans le *bonheur*, bien que ce dernier lui soit lié. Elle est plus générale que celle du bonheur dont elle englobe.la notion.

Les instruments de mesure psychologiques de ces notions sont souvent les mêmes. Parmi ceux qui semblaient avoir un degré de validité et de fidélité acceptable, nous citerons le *Memorial University of Newfoundland Scale of Happiness* (MUNSH) (A. KOSMA, 1980) qui retient un sentiment ressenti dans les derniers mois et une appréciation de l'état de l'individu en général en regroupant les états et les expériences positifs et négatifs qui sont jugés sur leurs différences. Il s'agit le plus souvent d'échelles à items multiples.

A la même période, il était possible avec E.DIENER (1984), qui avait décrit la *Satisfaction with Life Scale* (SWLS), de distinguer dans les *théories psychologiques du bien-être*, celles qui étaient *téléologiques* (seuls les objectifs atteints conduisent au bien-être), *du plaisir et de la douleur* (le degré de privation de l'objectif à atteindre donne la mesure du bien-être), *de l'activité* (elle fonde le bien-être), du *bas-vers-le-haut (bottom-up)* (l'accumulation de plusieurs plaisirs) et du *haut-vers-le-bas (top down)* (propension à vivre positivement), des *associationnistes* (développement d'un réseau de soutien) et du *jugement* (comparaison du vécu et de critères établis).

Ces théories laissent des questions et critiques sans réponses. La subjectivité y devient centrale. Elles s'intéressent au *bien-être* des sujets de leur point de vue tout en préservant une facette cognitive.

Les *théories philosophiques du bien-être* incluent les théories *hédonistes*, de la *satisfaction des désirs*, de la *liste objective de ses éléments*, du *perfectionnisme* (ou de l'*eudémonisme*) et les théories *hybrides*. Il existe d'autres catégorisations, telles celles qui regroupent les théories *énumératives* (ou *explicatives*), dites aussi *substantielles* et *formelles,* informant sur les facteurs qui participent à notre bien-être (R. CRISP, 2016), les théories *subjectives* ou *objectives* selon la source du bien-être, celles de *l'attitude favorable ou non à son égard* et les théories *expérientielles* (*mentalistes*) ou *non expérientielles* selon l'expérience que l'on en fait ou non (R. RODOGNO, 2016).

En philosophie, le subjectivisme peut s'intéresser à la question de savoir si les désirs des personnes sont comblés sans s'arrêter à ce qu'elles en pensent ou en ressentent.

Rappelons que, sur le plan psychique, cette notion de *bien-être*, telle que définit par l'O.M.S. a beaucoup de mal à faire s'accréditer celle de *santé mentale.* Elle disparaît souvent de la définition qui en est donnée, celle d'un état d'accomplissement dans lequel l'individu sait maîtriser les dissensions de l'existence, gagner ses ressources par son activité professionnelle et participer à la vie sociale. En effet, le *bien-être* est fréquemment présent dans les états maniaques, délirants et autres processus psychotiques.

2.Les sciences sanitaires

Elles sont très diverses, puisque la notion de *santé* a été l'objet d'analyses non seulement médicales, mais aussi psychologiques, sociologiques et philosophiques.

Pour celui qui en profite, la *santé objective* ou *objectivable* peut encore rester aux limites de la connaissance médicale. Quant à la *santé subjective*, sa prise de conscience se réalise au moment où on la perd. Elle se constate dans l'après-coup de sa disparition par la survenue d'une *affection* que l'on éprouve ou qui atteint autrui en se répercutant sur nous et nos proches.

Par ailleurs, un individu peut se sentir en « *mauvaise* » santé alors qu'aucune maladie n'est détectée par les moyens actuels de la Médecine. Inversement, il peut se sentir en bonne santé tandis que les manifestations organiques et fonctionnelles de l'affection sont médicalement présentes.

On a bien là l'estimation d'un bien-être à partir d'un vécu personnel face à un dysfonctionnement de l'organisme humain issu du savoir médical. Le constat personnel d'une bonne santé, sans que le médecin puisse en extérioriser la preuve, mais qu'il soupçonne d'exister, crée chez lui une véritable difficulté.

Il existe ainsi des différences importantes dans la manière de *percevoir la santé*, par exemple entre pays, croyances et niveaux socio-économiques.

La question reste posée de savoir si cela tient à la caractérisation des échelles d'appréciation des situations envisagées. Il semble que l'on ne connaisse pas suffisamment bien les normes qui guident les individus dans leur appréciation, comme les références auxquelles ils confrontent leur état de santé (l'individu lui-même, un professionnel de la santé, autrui, un âge, une culture, un mode de vie). La préoccupation personnelle peut être plus celle du *niveau de vie* que du *niveau de santé*.

La *santé* est d'abord une inclinaison à laquelle chacun peut accéder à sa propre mesure. Ce n'est pas un fait objectif. De plus, on a voulu en établir un *droit*. La santé n'est pas seulement donnée. Elle doit être conquise, sans qu'on y parvienne toujours, dans la manière particulière de mener sa vie et de l'entretenir. Si le *droit à la santé* est pris en considération, il impose des *devoirs* dont ceux de préserver sa santé et celle des autres, ainsi que d'être *responsable* de ses choix de vie individuels et collectifs.

Il est alors justifié de se demander si le principe de l'égalité de l'accès aux soins et aux traitements doit être pondéré par l'exercice de cette responsabilité qui devient une question éthique. Doit-on penser en *niveau de santé* ou en *gain de santé* ?

La *santé* n'est pas vraiment un mode d'*adaptation* à l'environnement dans lequel elle s'exprime. Ce n'est pas non plus un *trait de personnalité*. C'est plutôt un *mode d'être* duquel il est difficile de distinguer tous les facteurs qui interviennent. Les plus apparents concernent le narratif, le normatif, l'organique, le systémique, le structurel, le fonctionnel, le dynamique et le statique, ainsi que le court et le long terme.

La *santé*, par sa conceptualisation, semble parfois renvoyer plus à la *maladie* qui se brise sur la cause qu'à la *pathologie* qui vise les ressorts ultimes de la *biologie* et la nature de la vie. Elle contient néanmoins pour l'individu des ressources éventuelles.

Ch. BOORSE (1975, 1977, 1997) défend une théorie « *naturaliste* » de la *santé*. Elle correspond au fonctionnement normal et biostatistique de l'individu. Elle est un concept *essentiellement positif*. La notion *théorique* ou *intrinsèque* de la santé ne s'oppose pas au « *pathologique* ». Elle est entendue avec une autre notion, celle de la santé *pratique* qui introduit un jugement de valeur. Elle s'oppose à la santé « *instrumentale* », dans laquelle l'organisme humain détient les traits qui défendent la santé. La santé *théorique* prime sur la santé *pratique*. Cela aurait été une erreur des normativistes de ne pas avoir reconnu cette dualité conceptuelle.

Ch. BOORSE cherche à analyser la santé telle qu'il imagine qu'elle est employée en physiologie dans la médecine occidentale. Il se fonde sur un premier axiome qui est la distinction du normal et du pathologique « *naturel* », celui qui est observé dans la nature et non celui qui est le produit d'une intention. Le deuxième axiome est que la *santé théorique* est un concept qui exclut le normal du pathologique, mais qui inclut alors tout ce qui est contraire à la normalité physiologique et laisse émerger le sens large du « *pathologique* ». Il s'applique aux parties de l'organisme et prend un caractère analytique. La notion de *maladie* garde une signification générale qui s'adresse plus à une population qu'à un individu.

La *santé théorique*, ainsi exposée, repose sur la notion de *fonction biologique* qui n'est pas normative et celle de *normalité statistique* qui l'est. C'est sous cette forme qu'apparaît une *normalité médicale théorique* conforme à sa destinée fonctionnelle.

La *fonction* est la participation causale d'une partie d'un système aux objectifs de ce système. En physiologie, le *système* est l'organisme qui vise la survie et la reproduction. La *fonction* est relative à l'espèce humaine et plus précisément à une classe de référence que notifient l'âge et le sexe. Elle est établie empiriquement sur des groupes approximativement dénombrés dont l'organisation est homogène. Le *pathologique* n'est pas statistiquement anormal, mais est subnormal.

Cette conception ne tient pas compte de la dynamique qui s'exerce entre l'organisme humain et le milieu, c'est-à-dire de l'adaptation de l'être humain, de son épanouissement et de la réalisation de son existence.

De son côté, le sociologue A. ANTONOVSKY (1979, 1987, 1995) défend l'existence d'une *continuité de la santé à la maladie* qui évite de s'interroger sur le caractère positif ou négatif de la santé. Il développe la notion de *salutogenèse.*

Au lieu de s'exprimer sur les mécanismes qui expliquent comment la santé se détériore, il cherche plutôt à identifier les facteurs, les ressources et les conditions qui sont à l'origine de la santé. Il met en évidence une disposition de l'individu qui exprime sa confiance en la prévisibilité et l'explicabilité de la structuration des stimuli de son milieu, de leur disponibilité pour répondre à ses exigences et de l'honorabilité d'un engagement et d'un investissement. Il s'appuie sur la généralité de ces forces de résistance qui peuvent être l'hérédité, l'éducation, les croyances et les relations sociales.

Ce potentiel autorise l'émergence des modalités préalables à la production de la santé. Il est à l'origine d'un *modèle* dit du *sens de cohérence.* Ce dernier est composé de la compréhension des événements de la vie (*Sense of Comprehensibility*), de la capacité de pouvoir les gérer (*Sense of Manageability*) et de l'impression qu'ils ont un sens (*Sense of Meaningfulness*).

P-O. METHOT (2016) affirme que la *santé* et la *maladie* ne sont pas des contraires *logiques*, mais des contraires *vitaux.*

Si, en logique, une proposition ne peut simultanément être affirmée et niée, cette hypothèse n'est pas valable dans le domaine de la vie dans laquelle s'abolit toute distinction entre la *santé* et la *maladie*. Ceci était déjà évoqué dans la définition que donnait de la *santé* R. LERICHE (1936) qui n'était pas, comme couramment affirmé « le silence des organes », mais « la *vie* dans le silence des organes » et qui s'adressait au malade et non au médecin.

Le terme de *santé* est l'objet de plusieurs autres acceptions, dont aucune n'est satisfaisante. C'est néanmoins une dénomination qui, non seulement tend à s'étendre et à se perpétuer, mais aussi à s'infiltrer de façon excessive dans le langage médical et courant. Elle s'y est, par exemple, diffusée avec l'ajout d'un qualitatif *(santé publique*, *professionnel de santé*, *économie de santé*). Mais chacun de ceux qui emploient ce terme aspire de plus en plus à lui prêter leur propre signification.

La notion de *santé publique* s'éloigne beaucoup de la définition de l'O.M.S. Elle s'occupe, en effet, des requêtes entreprises dans la société par des institutions publiques pour préserver, optimiser, rénover, conforter et accroître le sort des organisations d'une collectivité d'individus par une action partagée.

Ainsi, les *établissements* dits *de santé* se servent du concept de *santé* pour structurer à leur profit certains types de soins. Cette défense à tout prix de la *santé* comme élément primordial de cohésion de ce qui est institué sur le plan médical pour des êtres humains peut être temporairement utile, mais n'autorise pas les ambiguïtés qu'elle introduit et pérennise.

Bien que le terme de *santé* soit actuellement mentionné, sinon toléré ou imposé dans les sections des Facultés de Médecine sans qu'on y prête une attention particulière, il est souhaitable que son inclusion soit écartée du champ proprement médical. Il apparaît de plus en plus dans les Hautes Ecoles de

Santé qui forment des infirmiers (ères), des ergothérapeutes, des physiothérapeutes (ou masseurs-kinésithérapeutes) et des thérapeutes de la psychomotricité. C'est ainsi qu'un *personnel de santé*, autrefois *paramédical*, s'est développé à côté du *personnel* proprement *médical*. Hors le corps infirmier qui a aussi accès à des prestations proprement médicales précises, il s'agit d'un *personnel soignant* ou *technique*.

3.Conclusions

Le rapprochement fréquent des termes de *médecine* et de *santé* tend à en assimiler la signification alors qu'ils opèrent dans des registres distincts. La Médecine perd son âme si de statut *clinique* et *biologique*, elle le délaisse pour opter pour un statut *sanitaire* qui lui est déjà implicite et qui est repris par d'autres professions soignantes.

De tout temps, la Médecine a fixé ses objectifs prioritaires sur l'éradication de la *maladie* et de la *pathologie*. Elle a considéré la *santé* comme un état défini uniquement par leur *absence*. En admettant maintenant qu'elle est plus un *bien vivre* qu'un *bien-être*, certains médecins en sont venus à se poser la question de savoir si, pour la sauvegarde de leurs intentions et la clarté de leurs réflexions, elle ne devait pas faire partie des termes à exclure de son vocabulaire spécifique. A côté des termes devenus obsolètes, elle est une notion devenue inappropriée à sa pratique.

Ainsi, dans l'évolution de la pensée médicale depuis le milieu du siècle dernier, lorsque la *pathologie* était plus ou moins confondue avec la *maladie*, l'intérêt s'est d'abord arrêté sur la confrontation du pathologique avec un hypothétique antonyme.

La *normalité* a été l'objet d'un premier choix (G. CANGUILHEM, 1943). Il a été démontré que l'*anormalité* et l'*anomalité* qui se présentaient comme ses contraires n'étaient pas obligatoirement pathologiques. Il s'en est dégagé l'existence d'une *normativité* dans laquelle c'est l'individu lui-même qui contribue à établir ses propres normes d'existence.

La notion de *santé* proposée par l'O.M.S. a immédiatement pris le relais pour s'opposer à la maladie et à la pathologie et non pour en compléter la démarche entreprise. Parmi les allégations invoquées, nous retrouvons, à travers diverses théorisations, le frein à une médicalisation à outrance, le soutien à la vraisemblance d'une progressivité de la santé à la maladie et la préférence donnée à la *salutogenèse* sur la *pathogenèse*.

Parallèlement, la notion clinique de *maladie* tend à se détacher de celle de la *pathologie* liée à la biologie. La *Médecine clinique* pour agir vise la *cause* de l'affection. Elle se sert de la biologie pour confirmer ses hypothèses. La *Médecine biologique* recherche la *nature* dernière de l'altération ainsi créée.

La *santé* se déploie dans des horizons très diversifiés. Par le jeu de similitudes parfois grossières et de significations plus ressenties qu'explicitées, elle s'infiltre dans le vocabulaire scientifique et vernaculaire en brouillant nombre de données. C'est encore le cas pour certains aspects de la *Médecine* dite *esthétique* dans laquelle la beauté sert surtout le bien-être par les faveurs qu'elle laisse espérer.

Les notions d'*existence* et de *vie* reviennent au premier plan au moment où les objectifs de la Médecine et de la Santé toujours présente sont entraînés dans une fuite en avant vers celle, tant redoutée (B. KIEFER, 2011), de la « *santé parfaite* » et vers une sorte de « *surhumanisation* » d'une existence idyllique dont la durée pourrait être toujours prolongée et sous contrôle.

III. LES CONFINS EXISTENTIELS

CHAPITRE 6

LA MÉDECINE ET L'ALIMENTATION
L'énergétique de la vie

L'être humain est et devient ce qu'il est non seulement parce ce qu'il fait, mais surtout par les aliments qu'il consomme. Il est vrai cependant que, pendant longtemps, la seule médecine fut celle de l'alimentation. Actuellement, les *alicaments*, aliments vendus pour leur pouvoir thérapeutique, ne sont pas considérés comme des médicaments. On parle cependant d'*aliment fonctionnel* pour un aliment dont la composition possède des nutriments essentiels et en grande quantité.

L'*alimentation* met à l'épreuve en priorité le fonctionnement et la structure du système digestif. Mais bien d'autres facteurs interviennent non seulement pour la réguler, mais aussi pour la perturber. Le gastro-entérologue est là pour y insuffler une procédure propre à la bien observer, la contrôler et l'utiliser pour faire face aux affections qui peuvent assaillir l'organisme. C'est pourquoi, il est d'abord nécessaire de distinguer brièvement l'alimentation de la *nutrition* et d'être informé sur le *comportement* et la *conduite alimentaire* de l'homme.

La *diététique* sera évoquée dans son histoire. Un court développement sur la *Médecine nutritionnelle* sera ensuite suivi de données sur l'*anorexie*, la *boulimie* et les *allotriophagies.*

Ces dernières constituent l'essentiel de la *pathologie alimentaire* et en signent les contours et les limites.

1.L'alimentation et la nutrition

Chez l'être humain, l'*alimentation* concerne la récolte, le stockage et la préparation des substances qui peuvent servir à le nourrir. D'un côté, elle fait partie des champs sociaux, culturels et éthiques par ses choix (locaux, climatiques, économiques), ses rejets, ses rituels (préparations, jeûnes, souvenirs, fêtes). De l'autre, elle a trait à la manière dont ces substances sont ingérées et transformées par l'organisme.de l'homme pour qu'il fonctionne et vive. Il s'agit alors de la *nutrition* qui ajuste les besoins qualitatifs et quantitatifs de cet organisme aux besoins de son énergétique.

Les *nutriments* sont les molécules de la digestion d'aliments absorbés. Ils permettent à l'organisme de se construire, de s'entretenir et de se procurer la puissance indispensable à la mise en œuvre du métabolisme, c'est-à-dire des réactions chimiques qui s'y déroulent. Les protéines et les lipides sont des nutriments dits essentiels, car l'organisme humain ne peut les confectionner lui-même. Il faut les lui apporter. Les glucides qui sont aussi indispensables peuvent être synthétisés à partir d'autres nutriments.

Les protéines entrent dans la composition des muscles, des os, de la peau, des cheveux et des ongles. Elles sont nécessaires à la production d'anticorps et d'hormones. Les lipides sont les nutriments les plus énergétiques. Ils sont les constituants de la membrane cellulaire. Les glucides forment une réserve privilégiée d'énergie. L'eau, qui est un solvant, dissout de nombreux composés. Elle permet la réalisation de nombreuses réactions. Elle transporte des nutriments et hydrate les tissus de l'organisme. L'homme peut vivre plus longtemps sans manger que sans eau.

2.Le comportement et la conduite alimentaires

L'être humain, qui a atteint la sphère émotionnelle et analogique, dispose d'une perception sensible et du recours aux associations symboliques. A chaque instant, son action le fait autre. Il peut vivre quelle que soit la manière dont il s'alimente. Il peut manger deux fois plus ou deux fois moins, se gaver ou pratiquer le jeûne. Il peut être obèse ou maigre. Son comportement est une description réaliste de ce choix. La conduite indique l'intention qui le guide.

Les facteurs qui interviennent dans ces attitudes sont de nature organique, psychologique et sensorielle. Ils accordent une valeur symbolique aux aliments.

2.1.*Les facteurs organiques*

Les facteurs organiques de cette attitude alimentaire ne sont reconnus assez rapidement et spécifiquement que pour l'eau et le sel. Les nutriments, en particulièrement énergétiques, ne provoquent que des sensations peu convaincantes. Le goût du sucré, du gras, de certaines avitaminoses demande l'expérience de plusieurs générations pour être éduqué. L'homme n'a pas celui des nutriments qui lui sont indispensables. Il compense cette inaptitude en suivant les règles de sa collectivité. Il se crée des habitudes. Il sait équilibrer son alimentation en se jetant sur des substances et des modes de préparation parfois étonnants. Il utilise l'absorption d'insectes comme compléments protéiques et le pouvoir bactéricide des fermentations lactiques à partir de ses expériences renouvelées dont il a souvent perdu l'origine.

Paradoxalement, l'homme connaît maintenant scientifiquement ses besoins alimentaires, ainsi que les risques de ses excès ou de ses carences. Néanmoins, la sécurité que lui apporte un savoir établi ne lui offre pas les justifications profondes de sa vie sans laquelle se nourrir ne profite à rien.

Le désir de vivre est à la source de toute satisfaction. Son absence entraîne la recherche de plus en plus tourmentée, mais moins manifeste, de ce qui pourrait donner une signification à la vie. Les aliments amènent à l'homme non seulement l'objet de ses repas, mais aussi le goût de les manger.

L'appétence pour le sel peut être constatée dès le sevrage de l'enfant. Il est très prononcé. Par sa régulation, son excrétion fait que l'homme peut supporter un régime sans sel. Mais il en consomme trop. L'ingestion spontanée d'eau est de l'ordre d'environ de 1% par gramme de sel. Le taux des calories protéiques est fixe. La réduction de la quantité calorique est préférée à celle de ce taux. Les protéines ont des effets excitants surrénaux sur le tube digestif. Le niveau d'entretien azoté de la masse active conditionne celui de l'ingesta calorique qui règle l'activité cellulaire et donc le potentiel de réactivité. Ce qui guide l'homme dans son choix, c'est l'impression qu'il tire de ses capacités d'action pour l'ensemble de toutes ses fonctions et en particulier, pour celles acquises dans l'enfance.

Il existe une tendance de l'être humain à élever les calories des graisses et du sucre. Les lipides accroissent l'onctuosité des aliments et font ressortir les saveurs. Ils diminuent la sensation de gonflement abdominal. Ils augmentent l'activité psychomotrice. Le sucre est facile à assimiler. Son goût est attractif. Il a un effet revigorant. La viande s'est substituée aux céréales qui déclenchent un effet de réplétion gastrique. Les légumes verts et les fruits se sont imposés.

Un régime à valeur calorique double ou à saveur variable ne fait que peu changer les données caloriques de ce qui est ingéré. Ces dernières sont en rapport étroit avec la quantité d'eau absorbée.

2.2.*Les facteurs sensoriels et psychologiques*

L'homme prend du plaisir dans la préparation, l'ingestion et la digestion des aliments. Ses sensations sont visuelles, olfactives, tactiles (lèvres et palais), gustatives (sucré, salé, amer, aigre, unami, oleogustus) et générales. Elles se conservent en mémoire. Elles ont une signification éthique. La volupté qui se met en jeu commence chez le nouveau-né par le réflexe oral. Celui-ci sera remplacé par une pulsion à manger sans que s'y intègre immédiatement le contrôle sensoriel de ce qui est ingéré. L'intégration d'expériences alimentaires répétées conduira à l'apparition de l'appétit.

L'homme prend d'un à trois repas par jour. Cela ne correspond pas à la nécessité de remplacer une énergie épuisée. L'obèse regrette ce qu'il n'a pas mangé. Le dénutri n'a pas faim. Ce sont des impératifs psychiques qui poussent le plus souvent à manger, dont celui de se nourrir pour continuer à vivre. La faim qui précède l'heure habituelle d'un repas peut se contrôler. Le repas est l'occasion de changer le rythme de l'existence.

La cavité buccale sert à reconnaître les aliments. Son rôle est bref et secondaire. Le goût et l'odorat sont immédiatement perceptibles Les nerfs sensibles responsables deviennent très rapidement inexcitables. Le café perd son goût après la première gorgée. Une pomme un peu acidulée fait ressortir les défauts d'un vin. Le fromage lui fait exprimer ses qualités. Les circonstances de l'apprentissage alimentaire, l'influence sexuelle et culturelle font surgir des palettes de préférence alimentaire extrêmement variées sur les plans individuel et collectif.

La présentation des aliments à la vente est très importante et tient compte de ce savoir. La rougeur des tomates peut être plus déterminante que leur saveur. La nourriture en sachets fait un usage excessif des goûts qui se saturent aussi vite qu'ils éblouissent au début.

La manière dont la digestion s'opère détermine souvent l'humeur (gaieté, introversion, morosité, tristesse). Ceci ne s'explique pas par le degré d'utilisation digestive de l'aliment. La motilité, la sécrétion et l'absorption vont de pair dans le tube digestif. L'estomac et l'intestin ne fonctionnent bien que si l'ensemble fonctionne bien sous le contrôle cérébral et endocrinien. Les sensations digestives participent à la sélection des aliments. Les aliments que nous recherchons correspondent finalement aux sensations que nous souhaitons.

Quant aux impressions générales, l'euphorie ressort de la consommation de boissons alcoolisées et de la réplétion abdominale. Celle de la stimulation est liée à la viande. Le silence, l'humilité et le mépris de la richesse sont propres à l'abstinent.

Ainsi, l'aliment a une valeur plus profonde que sa valeur nutritionnelle et gastronomique.

2.3. *La qualité symbolique des aliments*

L'aliment est le fruit d'une peine, le travail, et d'une récompense, l'entretien de la vie. L'homme peut juger de ses sensations alimentaires. Il peut les traduire en ce qui est bon, moins bon et mauvais. Il peut faire ses choix. Par sa manière de s'alimenter, il peut tenter de déterminer le type de morphologie qu'il veut atteindre. La couleur blanche peut rassurer l'anorexique par la conjuration de l'irrationnel qu'elle évoque et qui se manifeste dans ses refus alimentaires.

Les aliments prennent un poids symbolique qui mêle leurs propres qualités à celles de ceux qui nous les procurent. Les repas se structurent de façon à offrir une forme aux aliments consommés individuellement ou en commun pour faire naître des rapports sociaux. En mangeant un aliment, par exemple le porc, on peut se croire ou être en union avec un mode de pensée particulier.

C'est aussi l'aliment pris ensemble qui lie ses membres.

C'est « le pain rompu à plusieurs » et « la verrée collective ». Il suppose les apprêts du repas, la décision de son lieu et de sa date et la sélection des convives, donc la diversité des êtres humains qui échangent. L'acceptabilité de certains aliments en dépend.

Aujourd'hui, l'aliment naturel (viande d'animal) s'affronte à l'aliment artificiel (viande synthétique). La viande artificielle se compose d'hémoglobine végétale, produite à partir de levures génétiquement modifiées dans lesquelles a été introduit le gène de la léghémoglobine de soja. On voit là l'opposition entre ceux qui redoutent l'avenir et ceux qui comptent le maîtriser. Un aliment qui ne sert pas le travail opprime. C'est pourtant par lui que l'homme apprend à se connaître et à ajuster ses souhaits à ses besoins.

2.4.*Le cas particulier du jeûne*

Le jeûne consiste en une privation de nourriture et/ou non de boisson. Il peut être total ou partiel, intermittent et volontaire ou non. Il peut se limiter à une restriction calorique ou à une abstinence de nutriments. Il débute six heures après le dernier repas.

C'est l'évolution qui aurait contribué à l'accoutumance et à l'endurance de l'être humain au jeûne prolongé. Elle implique une capacité de l'organisme à stocker des réserves et à les utiliser de façon opérante.

Le début du jeûne s'accompagne d'une amélioration de la vigilance et de l'humeur, ainsi que d'un sentiment de bien-être et parfois même d'un peu d'euphorie qui s'observent du 2ème au 7ème jour. Ces états ne semblent pas se maintenir ensuite. Réalisé de manière modéré, le jeûne prolongerait la vie de nombreuses espèces animales.

Plus avant, le jeûne semble d'un côté contribuer à diminuer les défenses immunitaires et la résistance aux infections et conduire à la mort. De l'autre, il pourrait améliorer le diabète, l'hypertension artérielle, l'insuffisance cardiaque, la polyarthrite rhumatoïde, l'asthme et l'allergie.

Pendant le jeune complet. il est possible de corriger les pertes hydriques. Le glycogène hépatique et musculaire libère du glucose dans la circulation, alors que le cortisol et le glucagon participent au maintien de la glycémie. Le réservoir d'énergie est essentiellement représenté par des lipides sous la forme de triglycérides. Les protides qui regroupent les protéines, les acides aminés et les peptides sont les éléments qui fournissent, en dernier recours, du glucose au cerveau.

Lors du jeûne, la sécrétion d'insuline commence à diminuer au moment où celle du glucagon augmente. Ceci provoque une lipolyse par l'oxydation des acides gras et une cétogenèse. Pour préserver la glycémie, se produit une glycogénolyse qui, dans un premier temps, permet une épargne protéique. Après environ 6 à 7 jours et pendant environ plusieurs semaines, la concentration plasmatique des corps cétoniques s'élève en entraînant une réduction de la protéolyse, en particulier de la glutamine et de l'alanine. La protéosynthèse semble alors se stabiliser. Dans une phase ultime du jeûne, les taux plasmatiques d'acides gras et de corps cétoniques s'effondrent. La glycémie s'élève. Le catabolisme protéique augmente parallèlement en aggravant fortement la mortalité. La durée du jeûne total avant le décès est variable selon les individus. Il dépasse rarement trois mois chez l'homme.

Chez le sujet maigre, le facteur qui limite la durée du jeûne est la réserve lipidique. Chez l'obèse, c'est la réserve protéique.En Médecine, le jeûne est pratiqué avant une anesthésie générale non urgente. Il sert à éviter l'inhalation du liquide gastrique et la pneumopathie qui s'ensuit. Il est indiqué après une intervention chirurgicale, car il peut être à l'origine d'une paralysie intestinale et est nécessaire pour protéger les sutures digestives. Il semble toutefois que la reprise rapide de l'alimentation soit souvent bénéfique.

Le *jeûne alterné* serait efficace dans la perte de poids comme le sont la restriction calorique et le changement d'alimentation. Il améliorerait la sensibilité à l'insuline.

Le *jeûne thérapeutique* a été préconisé dans la stéatose hépatique non alcoolique. Il n'a aucun effet sur le vieillissement et le cancer.

Le *jeûne rituel* est exigé de la pratiqué de nombreuses religions, puisqu'on le retrouve dans le christianisme (catholicisme, protestantisme, orthodoxisme), l'islamisme, le judaïsme, le bahaïsme, l'hindouisme et le bouddhisme. Il existe dans la philosophie animiste et athéiste. Il est soutenu par des croyances dogmatiques qui frisent parfois l'emprise psychologique.

Le *jeûne de protestation* (ou grève de la faim) est un acte politique contre des décisions inacceptables pour la vie de l'homme (objection de conscience, droit d'asile, développement nucléaire, exigences écologiques, etc.).

3.De l'alimentation à la diététique

Dans les temps anciens, l'alimentation était conçue comme un des chemins de la guérison des affections, des blessures et des accidents. Suivant la conception des quatre éléments de l'univers et des quatre humeurs du corps (sang, phlegme (pituite), bile jaune, atrabile (bile noire)), s'est instaurée une théorie élaborée par HIPPOCRATE (460-377 av. J-C.) et systématisée par C. GALIEN (129-216) dans laquelle un individu de tempérament pessimiste, c'est-à-dire dominé par l'atrabile, froide et sèche, consomme plutôt des aliments classés comme froids et secs, tels les lentilles et la viande de porc. En cas d'affection mélancolique, il faut au contraire compenser l'excès d'atrabile par des mets chauds et humides, à base de volaille et de vin.

Le médecin préconise un régime personnalisé, adapté à la saison et au lieu, au sexe, à l'âge, à la condition sociale, à la culture, au mode de préparation culinaire et au goût.

La digestion est vue comme une cuisson à différents niveaux, celle de l'estomac, du foie et des vaisseaux. Ainsi sont nourris le sang, la lymphe et la bile. Les résidus s'évacuent par la sueur, l'urine, le sperme et les menstrues.

Entre le XVIème siècle et le XVIIIème siècle, en particulier avec PARACELSE (1493-1541), on porte plus l'attention sur les médicaments que sur l'équilibre de l'alimentation. Au XVII^{ème}siècle, l'intérêt se fixe sur la digestibilité des aliments et les modalités de l'appétit. Au processus de fermentation accordée à la digestion, s'oppose celui du broiement de Ph. HECQUET et R. VIEUSSENS (1710). L'anorexie et la boulimie font partie des graves désordres alimentaires.

Au début du XIX^{ème}siècle, les agronomes jettent les bases d'une alimentation rationnelle. On découvre l'existence de substances que l'organisme ne peut produire, qui sont nécessaires à sa vie et qui, ingérées, évitent les carences vitaminiques du scorbut, de la pellagre et du rachitisme.

Il faudra attendre Cl. BERNARD (1813-1878) au XIX^{ème}siècle pour que soit éclairée la physiologie de la digestion. On identifie l'apport des aliments à la dépense énergétique de l'organisme. Les principes sur lesquels reposent l'alimentation et la nutrition se perfectionnent. Le marché alimentaire s'industrialise (produits conservés, stérilisés, pasteurisés, surgelés, séchés, salés, allégés, compléments alimentaires) soutenu par la lutte contre l'infection et les progrès de l'hygiène.

Les questions présentes portent sur les procédés de fabrication, la dénaturation des denrées de base des aliments, leur présentation et la responsabilité du consommateur.

4.La médecine nutritionnelle

Elle contribue à la prévention et à l'amélioration de certaines affections par une modification du régime alimentaire. L'alimentation adéquate est un mélange équilibré de macronutriments (protéines, glucides, graisses) et de micronutriments (vitamines, minéraux, oligo-éléments) qui sont consommés régulièrement et dans les quantités requises. Elle est indispensable au traitement de certaines affections. Elle se présente comme une modification des habitudes alimentaires. Elle ne suffit pas pour avoir un effet thérapeutique. Les voies d'administration peuvent être entérales ou parentérales.

Sur le plan digestif, la *Médecine nutritionnelle* concerne les allergies et intolérances alimentaires (au gluten (la maladie cœliaque) et au lactose), la malabsorption des nutriments, les brûlures d'estomac, la gastrite, la résection intestinale, les affections du foie, les calculs biliaires et la pancréatite.

Elle n'est pas réservée au système digestif. Elle intervient aussi dans le diabète, la résistance à l'insuline, l'obésité, la cholestérolémie, l'hypertension artérielle, les affections cardio-vasculaires, les atteintes ostéo-articulaires et rénales, la goutte, la dépendance à l'alcool, le sida et le cancer.

5.La pathologie alimentaire

5.1. *Les conduites restrictives*

Elles sont représentées par la *sitiophobie* et l'*anorexie mentale.* Elles peuvent être pour le patient le moyen d'exprimer un mal-être, de se faire comprendre ou mieux comprendre de l'entourage, de transmettre une revendication affective ou d'exercer une pression. Elles peuvent parfois prendre l'aspect d'une grève de la faim, annoncer un état régressif ou être à l'origine d'un suicide par restriction. Elles trouvent surtout leur explication dans la nature de certaines affections psychiques, tels la mélancolie, la manie, l'hypochondrie, la névrose phobico-obsessionnelle, le délire chronique, la confusion mentale et la psychopathie.

La *sitiophobie* est le refus total ou partiel et limité de certains aliments. L'*anorexie mentale* correspond à une lutte contre la faim, tandis que le terme isolé d'*anorexie* n'est utilisé que pour caractériser la perte de l'appétit. Lorsque le sujet garde son appétit, mais ne mange pas par suite de nausées ou de dégoût de la nourriture, il s'agit d'une *dysphagie*.

Chez la personne âgée, sont particulièrement signalées sur le plan somatique les conduites restrictives suivantes : le manque d'activité physique, la diminution de l'odorat, du goût et de la mastication, l'édentement, le réglage des prothèses dentaires, les troubles de la déglutition, l'atrophie gastrique, le ralentissement du transit intestinal, la régulation glycémique, la diminution du taux de ghréline à jeun, l'augmentation de celui de cholécystokinine et l'effet de certains médicaments.

5.2. *Les conduites d'excès*

La *boulimie* consiste à manger une grande quantité de nourriture dans une courte période de temps. Elle peut s'associer à des vomissements volontaires, au recours à l'usage de purges, de laxatifs ou de diurétiques, voire à des exercices physiques excessifs pour se libérer de la nourriture consommée.

Le sujet est conscient de ce qu'il fait et sait le critiquer. Son poids peut rester normal. Il n'est pas rare de noter chez lui l'existence d'un abus d'alcool ou de drogues, d'un état d'anxiété et d'une dépression avec automutilation et risque suicidaire. La boulimie peut se limiter à une *hyperphagie nocturne*. Elle devient *opsomanie* lorsqu'elle est dirigée sur les gâteaux et les bonbons.

Le boulimique ne ressent pas nécessairement la faim. Il n'est pas gourmand. Il absorbe parfois même ce qu'il n'aime pas. Il arrête sa fringale alimentaire lorsqu'il perçoit une sensation de saturation qui peut se traduire par des douleurs abdominales. Il se sent souvent coupable de sa conduite et de l'image qu'il se donne de lui-même. Il n'est pas à l'abri de troubles électrolytiques, d'œsophagite peptique, de dénutrition et, chez la femme, d'aménorrhée.

Les crises boulimiques peuvent alterner avec des crises d'anorexie. Elles peuvent disparaitre après plusieurs années ou se chroniciser. Les activités suivantes peuvent y conduire : athlétisme, courses hippiques, culturisme, mannequinat.

Les conduites d'excès sont plus particulières à un trouble de la personnalité, à la névrose obsessionnelle et à la psychose maniaco-dépressive.

5.3.*Les allotriophagies*

Ce sont des conduites de perversion alimentaire qui désignent généralement le *syndrome du Pica*, la *géophagie* (terre), la *pagophagie* (glaçons, surgelés), l'*aérophagie* (air), la *coprophagie* ou *scatophagie* (excréments) et la *rhypophagie* (urines, ordures).

Le *syndrome du Pica* est la complaisance dans l'absorption de substances non nutritives, telles que savon, fleurs, terre, boutons, mouchoirs, etc. Elle peut n'être qu'une exploration par voie buccale d'objets environnants. Elle ne laisse plus de doute sur l'existence d'une altération du goût (agueusie ou dysgueusie). Elle se retrouve dans les maladies d'Alzheimer, de Pick ou les démences fronto-temporales où elle semble plus fréquente.

6.Conclusions

La nourriture a longtemps été la variable d'ajustement de l'état de l'organisme humain. Les goûts de base se sont élargis à ceux découverts plus récemment de l'unami et de l'oleogustus. La *Médecine* s'en est progressivement détachée par le choix de substances naturelles qui avaient valeur de soins et de traitements. Le choix des aliments, la manière de les préparer et les modalités de leur consommation ont ajouté une portée symbolique à leurs intérêts existentiels, gastronomiques et soignants.

Pour répondre aux désirs des consommateurs ou les anticiper, les aliments ont subi des transformations qui ont changé leur présentation et leur forme d'origine. Certains goûts ont été purifiés et d'autres exaltés. Des goûts inédits ont été introduits que l'on ne retrouve pas dans l'environnement et que chacun finit par éprouver. Cela tient parfois à l'avènement d'ingrédients nouveaux inclus dans l'alimentation ou de ses modes de préparation.

Dans cette évolution, la *Médecine* a été sollicitée ou s'est parfois imposée. Elle y a mêlé des fragments de son savoir. Parallèlement, l'alimentation a continué son développement en s'inféodant en partie a des contraintes commerciales. Elle tend parfois à se replier sur elle-même et à s'écarter des attaches qui la reliaient au milieu. L'homme doit faire l'apprentissage de ces apports récents sans connaître les bénéfices ou inconvénients existentiels qu'il peut en tirer.

A ses marges, la *Médecine nutritionnelle* a cependant investi le domaine des régimes alimentaires. Elle reste présente pour prévenir les avatars éventuels de cette trajectoire de l'alimentation qui laisse entrevoir une dérive de son action.

D'un autre côté, la perturbation des conduites alimentaires place la *Médecine* à une autre extrémité, celle qui concerne l'administration, le rythme, la qualité et la quantité de l'alimentation nécessaire au fonctionnement de l'organisme humain, à l'éradication de la pathologie et à l'entretien de la vie en tenant compte du processus de vieillissement.

CHAPITRE 7

LA MÉDECINE ET LE SOMMEIL
La vigilance, le rêve et la conscience

L'*hypnologie* est la science du *sommeil.* Celle du rêve qui s'y déroule est l'*onirologie.* La Médecine s'intéresse à la clinique du sommeil, à sa biologie et à sa pathologie.

L'introduction de la *polysomnographie* lui a fait franchir un pas majeur dès la fin de la troisième décennie du siècle dernier. Elle a aussi permis d'aborder plus rationnellement l'étude du *rêve* déjà tournée vers la découverte de l'inconscient et d'éclairer certaines de ses relations avec le sommeil.

Des progrès thérapeutiques s'en sont suivis. Ils ont montré l'importance de l'hygiène de vie, mis en valeur la capacité hypnotique de certains médicaments et amélioré non seulement le choix de leurs prescriptions, mais les modalités de leur utilisation. Ils ont de plus fait apparaître l'usage thérapeutique des variations provoquées du sommeil et de sa privation sur le comportement comme l'ont été la *cure de sommeil* et l'introduction de l'*agrypnie* en psychiatrie.

1.Le sommeil

C'est une modification physiologique de l'état de conscience dans lequel la vigilance est suspendue et la réactivité aux stimulations amoindrie. Elle s'accompagne d'une hypotonie musculaire progressive et alterne régulièrement avec des périodes d'éveil selon un rythme dit *circadien* d'environ 24 heures. Elle occupe près d'un tiers de la vie de l'être humain.

Le *sommeil* se distingue du *coma* par la préservation des réflexes et par la possibilité de la personne endormie d'ouvrir les yeux et de réagir à la parole et au toucher. La *narcose* est un sommeil artificiel induit par les médicaments. L'accumulation d'adénosine déclenche l'action du noyau préoptique ventro-latéral du cerveau qui intervient sur la production de substances, telle l'histamine, qui maintiennent l'éveil. Des synapses se remodèlent et pourraient rendre compte de ses actions énergétiques, métaboliques, informationnelles et mémorielles.

Le *sommeil* est indispensable à la vie. Il est de 7 à 8 heures par nuit. Il serait programmé dès la naissance. La fatigue, la température, l'heure du coucher, l'âge peuvent le faire varier.

La *polysomnographie* étudie différents paramètres du sommeil. Elle utilise l'enregistrement simultané au cours de la nuit de l'électroencéphalogramme (E.E.G.), l'électrooculogramme (E.O.G.), l'électromyogramme du menton (E.M.G.), l'électrocardiogramme (E.C.G) (rythme cardiaque) et l'E.M.G. des muscles jambiers antérieurs (présence, nature, fréquence rythme, durée des mouvements périodiques des jambes). Elle inclut, pour la respiration, l'évaluation du flux respiratoire, des muscles thoraciques et abdominaux et du ronflement. Le test itératif de latence à l'endormissement mesure le temps nécessaire à s'endormir.

Le tracé E.E.G. révèle l'existence de cycles qui durent environ 90 à 110 minutes chacun, soit 4 à 6 cycles par nuit. Chaque cycle est composé de différents stades. Le *stade 1* de l'*hypnogramme* représente la période d'endormissement (ondes thêta 3.5 à 7.5 Hz). Il est d'environ vingt minutes. Le *stade 2* est celui du sommeil léger (ondes thêta, complexes K, fuseaux de sommeil de 12 à 14 Hz). Il occupe environ 50% du temps total de sommeil. Le *stade 3* (ondes delta<3.5 Hz) est celui du sommeil profond. Il dure environ 100 minutes et tend à diminuer avec l'âge au profit du stade 2. Le *stade 4* est celui du sommeil paradoxal (ou *REM Rapid eyes movements*). Cette phase se répète environ toutes les 90 minutes. Sa durée s'allonge avec la répétition des cycles du sommeil pour devenir maximale en fin de nuit. Elle correspond à environ 20-25% du temps total de sommeil.

Cliniquement, le premier stade est celui de l'endormissement. La somnolence se manifeste lors de cette transition entre l'éveil et le sommeil. Elle est précédée de bâillements. Elle s'associe à une diminution de la vigilance, du tonus musculaire, de la fréquence cardiaque et parfois à des images hypnagogiques. Les mouvements sont lents. Cette phase est rarement perçue. Pendant le sommeil léger du stade 2, le sujet est assoupi et reste sensible aux stimuli extérieurs. Lors du stade 3 de sommeil profond, les signes vitaux se ralentissent tout en devenant réguliers. Il persiste une très discrète activité musculaire. Les mouvements oculaires ont disparu. C'est le stade des terreurs nocturnes et du *somnambulisme*. Au stade 4 du sommeil paradoxal, l'activité électrique cérébrale est proche de l'éveil. Les mouvements oculaires qui surviennent par saccades sont très importants Ils coexistent avec une atonie musculaire presque totale. La respiration est irrégulière. Le cœur s'accélère ou se ralentit. Les organes pelviens se dilatent. Une érection suivie d'éjaculation peut se produire. Cette phase est propice aux rêves. La qualité du souvenir des rêves est fonction du stade auquel le sujet est réveillé pendant son sommeil. Elle prédomine dans le sommeil paradoxal. Des hallucinations dites hypnopompiques peuvent se produire pendant la phase de réveil.

2.Le rêve

Le *rêve* est une activité psychique faite en particulier d'images et de représentations mentales organisées ou non qui se produisent pendant le sommeil. Il se distingue de l'*onirisme* ou état de rêve à l'état de veille. Il n'est pas non plus la *rêverie*, qui, toujours à l'état de veille, est le fruit de l'imagination et permet d'échapper au réel ou correspond à un plaisir.

Sous la forme endormie que nous retiendrons ici, celle dans laquelle le sujet est conscient de son rêve, mais n'est pas conscient qu'il rêve, le *rêve*, qui joue sur l'émotion, est à l'origine, à l'état éveillé qui suit, de *souvenirs de rêve* appelés aussi *rêves*.

L'approche objective du *rêve* en fait un processus inséré dans le corps en relation avec l'activité cérébrale. Le rêve pose toujours la question de sa fonction et de sa signification.

Malgré la connotation poétique que lui a donné J-J. ROUSSEAU (1712-1778) au XVIIIème siècle, il reste assez proche jusqu'au XIXème siècle du radotage, du délire et du déraisonnement. Il entre alors en concurrence avec le *songe* qu'il remplacera. Un pas important est réalisé lorsque le rêve est considéré comme une activité cérébrale en elle-même à côté de l'éveil et du sommeil. On y distingue le rêve *objectivable*, le rêve *vécu,* le rêve *mémoriel* et le *récit* du rêve qui peut être transcrit.

Tandis que la *psychanalyse* cherche dans le rêve à élucider la latence d'un contenu dans lequel on voit avec S. FREUD (1856-1939) l'accomplissement d'un désir et, avec C.G. JUNG (1875-1961), le rétablissement de l'équilibre psychique dans le cadre d'un inconscient collectif, une voie s'ouvre vers l'exploration de l'inconscient. Parallèlement, la *neurophysiologie* fait une étude descriptive et fonctionnelle du cerveau qui rêve au niveau anatomique et biologique en se gardant de toute interprétation prédictive.

3.La Médecine du sommeil

La *Médecine du sommeil* a une double fonction. La première concerne la connaissance et le traitement des perturbations du sommeil. La deuxième est celle qui se sert du sommeil pour maîtriser des troubles comportementaux que l'on peut observer en psychiatrie.

3.1.*Les troubles du sommeil*

Il est habituel de distinguer dans ces affections : les *hypersomnies*, les *insomnies* et les *parasomnies*. Elles peuvent être associées à la maladie mentale.

Les *hypersomnies* se caractérisent par de la somnolence durant la journée et un sommeil de nuit qui se prolonge. Les *insomnies* engendrent des difficultés à s'endormir, des réveils précoces et parfois un sommeil persistant. Les *parasomnies*, durant le sommeil et à tous ses stades, provoquent de l'agitation, des comportements exagérés et des perceptions de type hallucinatoire.

Les *hypersomnies* peuvent être ou non paroxystiques. La *narcolepsie* ou *Syndrome de GELINEAU* (1880) est une atteinte paroxystique du sommeil qui se traduit par une somnolence diurne excessive ou récurrente, des épisodes irrésistibles de sommeil dans les heures habituelles de veille et des moments soudains et passagers de faiblesse musculaire, la *cataplexie*. Il peut s'y ajouter une paralysie du sommeil, des rêves d'allure réelle et des hallucinations à l'endormissement et au réveil. L'entrée dans le sommeil par le sommeil paradoxal lui est propre.

Le cadre des hypersomnies non paroxystiques est plus mal défini. Il inclut les encéphalopathies métaboliques, infectieuses, vasculaires ou tumorales et les hypersomnies essentielles comme les *Syndromes de PICKWICK* et *de KLEINE-LEVIN*.

Aux *insomnies secondaires* dont la cause est le plus souvent évidente et facilement reconnaissable (affection somatique, état douloureux, soucis professionnels, conflits divers), on oppose les *insomnies primaires* dans lesquelles aucune cause n'est évidente.

Plus intéressante est la distinction faite entre les insomnies par *hyperéveil*, par *hyposommeil*, les *dyssomnies* acycliques et l'agrypnie ou *asomnie*. Aux insomnies, s'associent singulièrement des myoclonies nocturnes et des impatiences dans les jambes.

Les *parasomnies* sont des troubles du sommeil qui se manifestent après l'endormissement, pendant le sommeil et au réveil sous la forme de comportements complexes orientés vers un but. Elles résultent d'une superposition de l'état de veille et du sommeil profond non paradoxal. Le sujet n'en a souvent pas conscience et ne s'en souvient généralement pas.

Parmi ceux-ci, citons le *somnambulisme* à forte prédisposition génétique dans lequel le sujet associe le contenu d'un rêve et la perception du milieu, ce qui l'engage physiquement et inconsciemment à exécuter pendant le sommeil une activité telle une déambulation nocturne qui peut le mettre parfois en danger. En sommeil paradoxal, le sujet peut mimer ses rêves.

Les *éveils confusionnels*, les *terreurs nocturnes* et les *cauchemars* sont d'autres aspects de ces parasomnies, surtout chez l'enfant.

Ont encore été observés les *apnées du sommeil*, le grincement ou claquement involontaire des dents durant le sommeil ou *bruxisme*, l'*agrypagnosie* qui est la perte complète du souvenir d'avoir dormi, la *somniphobie* ou peur de dormir et la recherche obsessionnelle du sommeil parfait ou *orthosomnie*.

On a donné le nom de *maladie du sommeil* à la *trypanosomiase* qui est transmise par la mouche tsé-tsé et qui se caractérise par une fièvre irrégulière, des adénopathies et une méningo-encéphalite souvent fatale. Elle s'accompagne au début d'une insomnie rebelle, puis d'une apathie intellectuelle, des accès de somnolence invincibles et d'un état léthargique progressif.

3.2. *Le sommeil provoqué et la privation de sommeil*

3.2.1. *La cure de sommeil*

C'est une méthode de traitement actuellement tombée en désuétude, fondée sur l'action sédative, anxiolytique et réparatrice du sommeil artificiel maintenu de façon prolongée par la prescription d'une association de barbituriques, de neuroleptiques et de correcteurs à raison de deux à quatre prises quotidiennes. Elle a aussi fait l'objet d'un comportement régressif induit.

Les états dépressifs n'en étaient pas l'indication majeure. La cure de sommeil était plutôt réservée aux états paroxystiques de panique, à la névrose d'angoisse, à la confusion mentale des éthyliques et au sevrage du toxicomane. L'emploi de la cure de sommeil était discuté dans la dépression névrotique. Elle constituait pour le mélancolique un sommeil de sécurité.

3.2.2. *L'agrypnie*

Son action antidépressive a été utilisée sous trois formes : la privation totale, partielle avec réveil précoce dans la deuxième partie de la nuit et celle sélective du sommeil paradoxal.

L'amélioration observée concerne essentiellement les mélancoliques en modifiant l'humeur et l'inhibition psychomotrice. Elle est le plus souvent passagère, mais peut se consolider par répétition des séances de privation de sommeil. Elle peut être employée à tout âge individuellement ou en groupe. Elle n'a pas de contre-indication majeure dans la dépression. Elle peut être appliquée ambulatoirement et combinée à d'autres traitements antidépressifs, tels que les thymoleptiques. Il est possible d'y recourir pour préciser un diagnostic différentiel incertain sur l'intervention relative de facteurs exogènes dans la dépression. Elle est à l'origine de recherches neurophysiologiques et biochimiques sur la nature de sa propre action antidépressive, de celles plus générale d'autres modes de traitement, ainsi que sur les propriétés mêmes de la dépression et d'autres désordres affectifs. Elle élargit les perspectives d'un abord *chronobiologique* de la psychopathologie.

4.Conclusions

Que ce soit lors de l'éveil ou lors du sommeil, la *Médecine du sommeil* aborde chez l'homme les frontières de la *vigilance*. Elle frôle par ailleurs celles de la *conscience*. Elle explique la survenue de plusieurs comportements qui marquent l'existence individuelle et collective de l'être humain.

D'une part, elle peut rendre compte d'activités personnelles susceptibles d'être traitées médicalement, car elle peut en dévoiler quelques-unes de leurs bases neurobiologiques. D'autre part, elle s'enfonce, avec le *rêve*, dans un inconnu où elle risque de se perdre dans les excès spéculatifs de l'interprétation qu'elle avait déjà connu dans son histoire avec le divin et le surnaturel.

Il est assez remarquable de noter qu'un champ d'étude comme celui du sommeil que l'on envisageait de soumettre à un traitement ait été lui-même la source de traitements. La *Médecine du sommeil* a ainsi gagné sur les deux tableaux, celui de la thérapeutique du sommeil et celui de celle de la dépression. Elle a de plus promu les domaines du *rêve* et de l'*inconscient* et alimenté les données de la *chronobiologie*.

CHAPITRE 8

LA MÉDECINE ET L'ESTHÉTIQUE
L'image de soi, la beauté et la mutation corporelle

Parmi les multiples cheminements de la Médecine, il en est un du corps de l'homme qui concerne son aspect, ses blessures, sa réparation, sa modification et sa transformation. Il s'évalue sur la durée de l'existence, soit de la naissance à la mort. Il court du corps vivant où il interroge sur son devenir au corps inerte. Il a débuté scientifiquement lorsque le médecin a pu intervenir d'urgence auprès de belligérants blessés et investiguer celui de cadavres.

Le médecin a été contraint de s'intéresser par la suite aux critères de la beauté d'un corps parfait et sans défaut. La valeur existentielle de la plastique s'y affirmait non seulement pour être accepté d'autrui, mais pour s'y imposer.

Il a enfin tenté de dépasser la nature en laissant entrevoir l'éclatement de ses frontières et la survie à travers les greffes d'organes. Il s'interroge maintenant sur les dangers de l'excès de métamorphose du corps humain.

La question se pose donc de savoir si la Médecine sert l'homme dans son authenticité. Elle doit donc s'enquérir de son rôle dans ce domaine et de la manière dont elle doit s'y affirmer.

1.Du corps exploré au corps reconstruit

Dans la Médecine occidentale, l'époque du *corps anatomique* ne daterait que du XIII^ème^siècle. Elle aurait des fondements judiciaires. Elle permet l'étude des corps de condamnés à mort. Elle sera dite utile à la pratique de la Médecine et de l'Art.

C'est au début du XVI^ème^siècle que l'anatomie sera enseignée. Des produits de conservation autorisent au XVIII^ème^siècle la confection de pièces anatomiques (les « écorchés » de H. FRAGONARD). L'anatomie retient l'attention des philosophes des Lumières.

A la fin du XIX^ème^siècle, naît, avec W. RONTGEN (1845-1923) et A. BECLERE (1856-1939) , l'investigation radiologique du corps qui modifie profondément son approche anatomique. Dans la dernière partie du XX^ème^siècle, l'endoscopie, le scanner et la résonance magnétique nucléaire (RMN) scellent la fin de l'investigation du seul *corps mort* au profit du *corps vivant* que l'on peut étudier sans l'abîmer.

C'est au cours des campagnes napoléoniennes que la Médecine s'adonne particulièrement au *corps meurtri*. Les blessés sans distinction de nationalité, les soldats comme les officiers y sont soignés de la même façon. La maîtrise des amputations rapides portées au plus haut sur les membres s'y développent avec D-J. LARREY (1766-1842), chirurgien en chef de la Grande Armée. Les moignons d'amputation ne sont pas fermés pour éviter la gangrène et la septicémie. Beaucoup de soldats sont sauvés d'une mort certaine.

Les effroyables mutilations rapportées au cours des guerres du XIXème et du XXème siècle entraînent les efforts des médecins pour réparer les corps brisés, délabrés, estropiés, amputés et massacrés. A la souffrance d'opérations répétées, s'ajoute le rejet social des « gueules cassées » de la guerre de 1914-1918.

Des collections de photographies et de films, ainsi que des moulages en plâtres, en particulier de visages défigurés conservés dans les musées de certaines Universités en attestent. Le *corps modifié* et *reconstruit* des vétérans retient l'attention.

De nouvelles techniques chirurgicales sont expérimentées. Elles jettent les bases d'une chirurgie réparatrice (lambeaux et plasties de peau, de la face, greffes d'os, de segments de membres, etc.).

2.Du corps libéré au corps adulé

L'évolution des idées au XX[ème]siècle, la modification du mode de vie et des mœurs, l'émancipation de la femme, la recherche de l'égalité des droits entre individus d'origine, de sexe, de culture et de religion distincts, la mise en place d'organisations à l'échelle non seulement des nations, mais du monde, les tentatives pour établir la concorde et la paix entre les hommes, les progrès dans le champ médical comme la prévention des infections par les antibiotiques et les avancées pharmacologiques de l'anesthésie ont eu pour effet de promouvoir la *longévité* et de laisser espérer une *meilleure vieillesse*. Ils ont aussi changé notre relation non seulement avec le milieu, mais encore avec le corps et les générations.

Le corps se dévoile. Il s'expose dans le nu et le presque nu et s'estime. La beauté se monnaie avec des critères mal définis qui semblent collectivement faire cependant l'objet d'un consensus. Elle est vue comme un avantage, une force et un capital. Il faut que le corps s'exulte.

Les marques du corps deviennent signifiantes dans le bon et mauvais sens du mot. La cicatrice et le tatouage qui identifient ont leurs adeptes. La chirurgie qui masque le visage du criminel évadé est condamnée. Néanmoins, le maintien de la fraîcheur de la jeunesse obsède. La société de consommation facilite l'accès aux soins du corps.

La *chirurgie esthétique* devient un bienfait social. Elle envahit le siècle avec ses corrections d'oreilles décollées, de paupières, de nez et de rides. La fermeture de fentes labio-palatines, l'ostéotomie de la face, la bichectomie (joues creuses) et le lifting cervico-facial côtoient la réalisation de l'augmentation et de la réduction mammaire, ainsi que la révision de sa ptose, la dermolipectomie abdominale, la liposuccion et les injections d'acide hyaluronique et de botox. C'est la période du *corps choyé* ou *adulé.*

Dans le dernier tiers du XX^{ème}siècle, grâce à ses progrès techniques, la *chirurgie reconstructive, plastique et esthétique* sera enseignée et des services hospitaliers lui seront dédiés. Les médias se chargeront de la populariser. Elle bénéficiera aussi de l'amélioration des ressources humaines.

Ce parcours a suivi celui mené en philosophie de l'art.

Le *canon de beauté* est une règle des proportions des dimensions du corps à observer dans le champ des arts visuels. Il regroupe les caractéristiques admises comme critères de beauté à une époque et dans un lieu donné.

La beauté s'oppose à la laideur. Elle est une. La laideur est diverse. Chacune se définit par rapport à l'autre. L'être humain est interpellé par ce qui, chez lui, provoque ce sentiment que quelque chose de l'autre est beau ou laid. Il s'interroge aussi sur l'intérêt qui le conduit à s'en préoccuper non seulement pour son hygiène et pour la qualité de son existence.

Bien que son contenu ait été discuté depuis l'Antiquité, qu'il se soit inspiré de la nature, fruit de l'art divin, et qu'il en ait donné une image mimétique, c'est A.G. BAUMGARTEN qui, dans son ouvrage *Aesthetica* (1750), introduit le terme d'« *esthétique* » comme « *science de la connaissance sensible* » des objets et des pratiques. Il indique la spécificité de ses formes respectives et distingue cette connaissance du savoir *intelligible*. Ce sont les fondements de l'expérience esthétique qui sont abordés. Ils rappellent à la philosophie que toute argumentation prend obligatoirement un aspect particulier que ce soit avec le parler, l'écriture, la rhétorique ou le style. Celui qui émet le message et celui à qui il s'adresse ne sont pas neutres.

E. KANT (1724-1804) introduit la beauté comme *sentiment* dont il note le degré de présence de l'objet, l'impression personnelle qu'il reflète et le caractère désintéressé contrairement à l'agréable et au bien. Ce sentiment nourrit l'entendement. Il est une faculté de juger.

E. BURKE (1757) établit une différence entre l'esthétique du *beau* et celle du *sublime.* Il existe une sorte d'émotion liée au pathétique, à l'indistinct et à l'infini qui prévaut, s'apparente au chaos, aspire vers le néant pour mieux nous rappeler à la vie avec prévenance et nous faire remarquer la complaisance contenue pour l'épouvante.

G.W.F. HEGEL (1770-1831) « *spiritualise* » le sensible. L'art est un compromis entre la sensibilité et l'absolu. Il laisse apparaître une vérité qui échappe à la compréhension. Il donne à l'esprit humain la possibilité de prendre conscience de lui-même. Chez F. NIETZSCHE (1844-1900), l'art est une affirmation de la vie. Il révèle la tragédie de l'existence. Par sa transcendance, il concourt à une alliance avec le monde naturel. C'est une activité *métaphysique*.

Le médecin, qui répond à une demande de soins esthétiques avant fréquemment de les solliciter pour un patient, est rapidement amené à s'enquérir du sens profond de cette action et de l'éthique de son encadrement. Cette interrogation ne semble pas avoir freiné l'orientation très esthétique du corps médical malgré la dangerosité potentielle de cette perspective sur l'essence de l'humanité. Son objectif proprement médical peut souvent se discuter. Sa fonction utilitaire pour l'existence de l'être humain semble aussi avoir dominé son rôle ontologique.

3.Du corps modifié au corps transformé et dénaturé

De *choyé*, le corps va alors *se corriger*, puis *se façonner* et peu à peu se *dénaturer*. On supprime des organes. On les remplace par des greffes d'organes vivants ou de sujets décédés grâce aux avancées de la compatibilité immunologique. Des matériaux originaux autorisent les prothèses de valves cardiaques, de hanches, de mentons, de seins, de mollets et de fesses. Les implants se multiplient.

Dans le même temps, les limites entre la nature du corps que chacun aurait dû accepter comme il l'avait reçue et entretenue de manière inégalitaire et sa modification artificielle tendent à s'effacer. Leurs extensions par des ajouts d'emprunt inquiètent certains de ceux qui les prônent et en bénéficient. Des questions fondamentales restées au second plan sont mises à jour. Il va falloir leur proposer une réponse appropriée pour légitimer la vie.

De ces points de vue, peuvent être évoqués le *changement de sexe*, le transsexualisme et la reconnaissance d'un nouveau ou *troisième genre*, la gestion des *traitements hormonaux*, les modalités de la reproduction par la *procréation assistée* et les manipulations de l'embryon.

Les *xénogreffes*, le *clonage* et la greffe totale du *visage* pourraient toucher non seulement l'identité et la personnalité de l'individu, mais aussi l'*identité de l'être humain lui-même*. Cet effet pourrait être renforcé par le remaniement de l'ADN personnel et l'adjonction de séquences génomiques.

D'esthétiques, les buts de la Médecine deviendraient alors fonctionnels, par exemple pour le choix des qualités des enfants à engendrer. Ils pourraient ensuite viser des projets dans lesquels le corps de l'homme se convertirait en denrée marchandisable. Il est donc nécessaire de prendre conscience de ce défi pour l'avenir de l'humanité et de s'appuyer sur le droit et l'éthique pour éviter toute dérive prévisible en ce domaine.

4.Conclusions

L'image véhiculée par l'état du corps de l'homme est à l'origine d'un jugement que l'individu porte sur lui-même et de l'effet qu'il en attend sur autrui. Elle participe de son intégration sociale. Il en résulte un besoin d'en modifier pour vivre l'aspect par la correction de malformations, de blessures et de destructions. Les progrès établis non seulement dans les moyens d'interventions médicales (technique chirurgicale, anesthésie, lutte contre les infections, problèmes immunitaires), d'hygiène, d'entretien et de soins du corps ont contribué à y répondre.

Le corps en tant qu'il consacre des valeurs gérables et exploitables par l'individu s'expose dans le dénudé qui démasque l'intime, le marquage par le tatouage et les canons culturels de la beauté. Il peut être victime de rectifications anatomiques qui ne s'imposent pas pour les autres dans la vie courante et débordent les limites accordées à l'existence.

La justification des greffes d'organes ne doit pas faire oublier les questions médicales posées par le changement de sexe pour ceux dont il est naturellement affiché, la détermination du sexe des enfants avant la conception et le clonage qui conduisent à la dénaturation du corps humain et au trans- ou superhumanisme.

CHAPITRE 9

LA MÉDECINE ET LA LIBERTÉ

La punition, la détention, l'internement, la maîtrise de soi et la sécurité

La vie sociale a ses règles dont l'application conduit l'individu à subir des mesures d'autorité pour que l'ordre public et la sécurité de ses citoyens soient maintenus.

La *Médecine pénitentiaire* et la *Psychiatrie* y sont les deux principales disciplines médicales impliquées sous les formes respectives de l'*emprisonnement* et de l'*internement*. Leurs contextes soumettent le *médecin pénitentiaire* et le *psychiatre* à des situations rendues parfois incompatibles avec les mandats définis par l'autorité d'un Etat, sa Police, sa Justice et l'éthique dont la nature diffère.

Qu'il soit préventif ou exécutif, l'*emprisonnement* est une perte de liberté proportionnelle à la gravité des faits qui sont à son origine. C'est une peine compensatoire pour punir et prévenir une récidive éventuelle dans des conditions d'existence et de privation de liberté définies.

L'internement psychiatrique peut être le choix *volontaire* d'un patient de se faire hospitaliser dans un milieu hospitalier spécialisé pour le traitement d'une affection mentale. Il peut aussi être réalisé *contre l'avis* du patient. Il est alors soumis à des obligations légales dûment contrôlées pour que la perte de liberté soit limitée dans sa durée en fonction de l'état du patient et que son autorisation soit renouvelée périodiquement, si nécessaire, par un *Conseil de Surveillance* désigné auquel lui ou son représentant puissent faire directement appel.

L'*internement* dit autrefois *administratif* utilisé au XIX^{ème}siècle a été remplacé par des mesures d'assistance. Il autorisait l'enfermement d'individus dont le mode de vie dérogeait aux normes du monde, de la communauté, de la famille, du travail, voire de l'Église. Il était arbitraire et dépourvu de possibilités de recours. Sa durée était indéterminée. Il visait le risque d'être aux frais de la société et la rééducation.

La *maladie mentale* elle-même peut être source d'un *asservissement* du patient qui restreint sa liberté. Elle peut être le résultat d'un affection cognitive (débilité, état démentiel), thymique (dépression, manie), conative ou motivationnelle, discordante (délires chroniques, schizophrénie) ou relationnelle (autisme).

1.La Médecine pénitentiaire et l'incarcération

D'une manière générale, ce sont souvent des personnes d'origines et de cultures différentes du pays où elles vivent qui sont emprisonnées. La détresse sociale, la violence et l'addiction sont présentes.

C'est un défi quotidien pour la *Médecine pénitentiaire*. Car, c'est dans ce climat qu'elle doit offrir des soins et traitements de même qualité que dans la vie courante. Elle doit appliquer les mêmes règles de confidentialité et de consentement.

L'activité des différents intervenants se heurte à la diversité des consignes qui fondent leur propre démarche professionnelle. Elles doivent se combiner sans que le patient en souffre. Le médecin doit s'aménager de leurs discordances et garder son indépendance vis-à-vis de la hiérarchie pénitentiaire. Ceci fragilise son appréciation de l'état du patient et de la qualité de sa réponse qui sollicite plus qu'ailleurs l'éthique.

Le lieu de pratique impose des exigences. La sécurité du patient, du personnel de surveillance pénitentiaire, du médecin et des infirmiers doit être assurée alors qu'ils sont engagés dans un acte personnel effectué en commun qui retient l'essentiel de leur attention.

Les personnes maintenues en détention sont le plus souvent des hommes de moins de 30 ans, célibataires ou divorcés. Ils peuvent avoir connu des conditions de vie extrêmement difficiles comme la maltraitance d'un régime et la guerre civile. La prison est de plus un milieu où règnent l'insalubrité, les infections, l'addiction et la morbidité psychiatrique.

Certains n'effectuent qu'un séjour relativement bref, celui de la *détention préventive* qui est environ de deux semaines. L'incertitude de sa durée peut entraver la poursuite d'une investigation médicale pourtant indispensable ou d'un traitement qui s'annonce de longue durée. Mais il y a aussi des peines *exécutives* qui se déroulent sur plusieurs années, voire sur plusieurs décennies et dont la prise en soins médicale en milieu carcéral s'organise et s'institutionnalise.

Effectivement, les sanctions des tribunaux tendent à s'aggraver devant l'accroissement de la criminalité et de la violence. Elles deviennent plus longues. Les prisons sont pleines. Les places et le personnel manquent pour répondre à la demande.

L'*évaluation médicale* peut être différée par nombre de facteurs. L'absence de visite médicale à l'entrée en prison en est un. La difficulté et la lenteur de l'appréciation des proches, du personnel pénitentiaire et infirmier peuvent se conjuguer avec celle de la disponibilité du médecin. Elles posent le problème de la formation sanitaire du personnel pénitentiaire et de la formation à la réalité pénitentiaire du personnel soignant. Elles se compliquent de l'insuffisance de demande ou de l'existence de refus de la part du détenu.

En milieu carcéral, la *communication orale et écrite* bute sur la multiplicité des langues utilisées. Certes, les documents d'information, les questionnaires et les formulaires de consentement ont été traduits dans les langues les plus courantes. L'*analphabétisation* et le *manque d'éducation* viennent souvent aggraver une situation déjà très compliquée. Dans la pratique, le médecin pénitentiaire ne peut que rarement disposer d'un traducteur, même non assermenté.

Le *médecin pénitentiaire* doit continuellement s'adapter à des récits de vie dont il ne saisit qu'une infime partie et à des codes culturels qu'il doit sans cesse apprendre à interpréter. Il est amené à composer avec des bribes d'échanges. Il doit être avisé et perspicace sur les informations qui lui sont fournies. Il ne doit pas se laisser éblouir par la pugnacité d'une plainte. Il doit savoir la remettre dans le vécu de celui qui l'exprime. L'anxiété ou l'angoisse de la détention peut amplifier l'expression de la symptomatologie ressentie, entraver l'adaptation au milieu de rétention et entraîner des difficultés comportementales, voire témoigner d'une affection dépressive sous-jacente.

La *simulation* éventuelle alimente la perplexité du médecin. Ne pas la déceler peut non seulement mettre en jeu le pronostic vital du détenu, mais encore déclencher la mobilisation inutile de beaucoup d'intervenants.

Les *moyens médicaux* sur place peuvent être limités et demander des *déplacements* accompagnés et une *surveillance* des patients pour une consultation, un examen technique hors de la prison ou une admission hospitalière. Le détenu et l'agent pénitentiaire vivent souvent mal ces parcours parfois très longs et pénibles.

La décision médicale peut priver momentanément la prison d'une partie de son personnel fonctionnel, car elle est à l'origine d'une exigence de temps qui retentit sur toute l'organisation pénitentiaire.

Le *statut* de l'emprisonné est au cœur du problème médical. La découverte d'une infection transmissible inquiète non seulement les codétenus, mais aussi le personnel pénitentiaire tant que ne sont pas prises des mesures curatives et préventives, L'urgence peut être dramatique. La circulation des données médicales entre les instances concernées n'est pas toujours totalement garantie. Des documents s'égarent qui nuisent encore à la continuité des soins.

Compte tenu des lenteurs et du rigorisme de l'Administration pénitentiaire, l'agencement des rendez-vous du détenu avec ses avocats, les instances judiciaires, le personnel soignant et les proches devient un casse-tête permanent.

La *consultation médicale* est toutefois le lieu où le détenu peut librement exprimer ses difficultés à vivre et évoquer un souhait qui ne peut être avoué ailleurs. Le médecin peut s'en préoccuper dans le cadre du secret médical et l'encourager à agir pour améliorer son régime carcéral. Il intervient ainsi indirectement dans les relations humaines qui doivent s'établir entre codétenus et surveillants et dans la promotion de la responsabilité individuelle. Il peut expliquer et faire comprendre personnellement au détenu les conduites qu'il peut adopter, ainsi que les conséquences et les bénéfices qu'il en tirera. Il peut rassurer ce dernier sur son avenir.

Toute mesure médicale risque d'être déchiffrée et comprise comme suspecte et dangereuse par ceux qui fréquentent la prison ou y vivent. C'est ainsi le cas du nettoyage et de la désinfection d'une cellule, des changements de draps ou de la limitation d'une activité autorisée. Le médecin doit tenir compte de tous les partenaires possibles.

Il est des *mesures thérapeutiques* qui ne se discutent pas. Elles ne se basent pas sur le devenir du détenu dans la prison. D'autres varient d'un détenu à l'autre. L'absence, la restriction ou le retard d'un traitement peuvent conduire un avocat à mettre en cause la décision ou la compétence du médecin pour tenter d'influencer un arrêt judiciaire. Les obligations minimales des lieux d'incarcérations pourraient être contestées. L'application d'un traitement doit être persuasif et ne pas prendre un caractère coercitif.

Des échanges sont possibles entre le personnel soignant et pénitentiaire. Le médecin doit avoir l'accord de son patient sur le contenu de ce qui lui est permis de dire. Sinon, il doit être délié de son secret professionnel par l'autorité dont il dépend. Ce pouvoir est souvent mal supporté du milieu carcéral dont les agents sont très proches des détenus.

Le médecin a l'obligation de prévenir certaines interrogations justifiées de ces agents, de défendre des conditions de travail qui soient acceptables et de s'opposer à une restriction trop sévère d'une réduction légale de liberté déjà fixée et imposée.

2.La psychiatrie et l'internement en milieu spécialisé

Jusqu'au milieu du XX^{ème}siècle, la vie dans les hôpitaux psychiatriques de la plupart des pays occidentaux était établie sur un *mode institutionnel* inébranlable.

L'hôpital psychiatrique était un état dans l'état qui vivait une existence autonome avec son corps soignant et ses malades mentaux. Bien des religieux ont dirigé ccs hôpitaux. Ils ont souvent sans contrôles suffisants imposés leur prosélytisme et leurs propres règles. De nouvelles hiérarchies se sont installées entre les soignants, le personnel et les soignés. Parfois, leurs identités respectives se sont fondues avec des apparences d'égalité.

Le fait de confier la direction des hôpitaux psychiatriques soit à un médecin, soit à un administrateur marque l'ambivalence existante de la société vis-à-vis des aptitudes de l'un et de l'autre dans cette fonction et sur son rôle douteux, présent ou imaginé pour le devenir des patients.

Les premiers traitements ont souvent impliqué des contraintes et des confinements brutaux. L'autorité, le pouvoir et l'obéissance absolue ont imprégné toute gouvernance. Les traitements curatifs n'étaient pas vraiment disponibles. La saignée, les sédatifs, les vomitifs et la balnéothérapie côtoient alors l'isolement, la camisole de force, la contention, les douches et la frayeur organisée.

Il en fut de même pour la cure de M. SAKEL (1933) qui provoquait des comas hypoglycémiques, le cardiazol et l'électrothérapie qui déclenchaient des crises d'épilepsie avant l'usage de l'anesthésie et l'arrivée des neuroleptiques. Les patients qui quittent l'hôpital sont rares. Leur vie y est coupée de celle de la cité.

Alors que, vers le milieu du siècle dernier, s'amorce un processus de *désinstitutionnalisation* progressif et que l'on s'interroge sur les modalités de vie du malade mental à l'extérieur, la création de secteurs extrahospitaliers commence à freiner l'hospitalisation et accentue la mobilisation hospitalière. Les droits des personnes hospitalisés s'affirment. Le niveau des soins s'améliore. Il inclut la *thérapie institutionnelle*, celle des groupes et les *psychothérapies*. L'information de la population et les mesures de prévention suivent. La recherche développe la pharmacopée médicamenteuse.

Face à l'*hospitalisation volontaire en milieu spécialisé*, persiste actuellement l'*hospitalisation sans consentement*. Elle s'adresse aux malades dont l'affection mentale les empêche de se prendre en soins ou induit un danger pour eux-mêmes et les autres. Elle concerne aussi les éventuelles *Unités pour patients difficiles*. Elle est continuellement contrôlée, souvent par un *Conseil de Surveillance psychiatrique,* tout à fait indépendant des psychiatres hospitaliers pour des durées définies et renouvelables. L'activité thérapeutique se substitue à celle de surveillance. Le psychiatre y perd sa fonction de juge.

Lorsqu'une personne hospitalisée est capable de discernement et est apte à comprendre sa situation, à l'évaluer et à décider, aucun soin ne peut lui être donné sans ce qu'il est convenu d'appeler son *consentement* libre et éclairé. Elle peut demander un second avis d'un médecin extérieur à l'hôpital, refuser le soin proposé, interrompre son traitement et quitter l'hôpital. Les risques lui sont expliqués. Elle doit seulement confirmer sa décision par écrit. Si elle est dans l'incapacité de s'exprimer, il est tenu compte des consignes anticipées qu'elle a émises faisant mention du représentant qu'elle a désigné et qui peut se prononcer à sa place. Si ce n'est pas le cas, les proches sont contactés selon un ordre légal pour prendre une décision en commun. En cas d'urgence, c'est le psychiatre qui décide.

Dans certaines organisations, il existe un *Espace de médiation* pour le patient et ses proches. Les difficultés liées à l'hospitalisation peuvent y être exprimées. Une information plus complète y est accessible. Les soignants sont sensibilisés à ce vécu et des échanges peuvent être engagés. Un *Service spirituel et religieux* peut également accompagner le patient.

Une disposition momentanée empêchant le patient de bouger et de se déplacer librement peut être prise par le médecin. Elle peut être déterminée par la propre sécurité du patient et celle d'autrui. Le patient, ses proches, son représentant thérapeutique ou légal peuvent s'y opposer devant un *Tribunal de protection de l'enfant et de l'adulte*. Ils ont également accès au *Conseil d'Ethique clinique*.

Le psychiatre n'a pas le droit de fournir des informations sur le patient et de laisser consulter son dossier médical sans l'accord de ce dernier. Le patient est libre de refuser ou de révoquer toute participation à une étude clinique.

Le *droit à la liberté* est particulièrement défendu et surveillé en milieu psychiatrique pour éviter le retour d'abus antérieurs. Il ne facilite pas l'intervention du psychiatre chargé du traitement et confronté parfois à des violences comportementales excessives.

Contrairement à l'*emprisonnement*, le *degré de liberté* du *patient interné contre sa volonté* peut être sujet à des fluctuations. Il existe néanmoins des patients très dangereux et très difficiles qui demandent des prises en soins durables et encore plus spécifiques dans lesquelles plusieurs modes d'organisation se juxtaposent. Il s'agit là des *quartiers carcéraux de certains hôpitaux généraux*, des *quartiers psychiatriques des prisons* et des *quartiers pénitentiaires des hôpitaux psychiatriques*. La sécurité y est généralement confiée au personnel pénitentiaire.

3.L'asservissement à la maladie mentale

Il peut prendre plusieurs formes selon le type d'affections en cause. Longtemps qualifié d'*aliénation*, il se rapportait à l'origine à une transmission de biens, de pouvoir et de conduites. Il fut vite compris comme une dépossession de soi, c'est-à-dire comme la perte de la propre gestion de sa vie par quelqu'un d'autre.

L'atteinte des capacités intellectuelles, que ce soit dans la confusion mentale, l'oligophrénie ou la maladie d'Alzheimer, altère la situation du patient dans le temps et l'espace, affaiblit son raisonnement et réduit sa communication. Il perd son aptitude à se gérer lui-même (hygiène de vie, alimentation, logement, achats, patrimoine).

Les troubles de l'humeur sont plus sporadiques et laissent généralement intacte la cognition en dehors des épisodes de crise. La discordance, la dissociation, la déréalisation et la dépersonnalisation cassent l'harmonie du fonctionnement mental. L'obsession, la phobie, l'angoisse et l'anxiété freinent la conduite sociale.

4.Conclusions

C'est à l'aune de la punition, du rachat, de la sécurité, du soin et de l'humanité que se mesurent les difficultés d'une pratique médicale qui aborde les problèmes de *privation de liberté* de l'être humain.

Cette dernière peut être momentanée, durable, partielle ou totale. Malgré des aménagements, elle semble avoir fait plus de progrès en psychiatrie que dans les milieux carcéraux. Elle exige l'obtention de la participation du détenu, du malade et de l'environnement. Elle se vit dans un cadre sécurisé qui concerne soit le personnel soignant, soit le personnel pénitentiaire. Il s'agit de l'un et/ou de l'autre selon les moments.

Chacun dispose d'un pouvoir qui peut entraver celui de l'autre et qui répond à des règles éthiques. En prison, les intervenants ne peuvent toujours se soustraire complètement à leur action commune. Ils demandent des capacités d'adaptation étonnantes. L'organisation de la psychiatrie tend, quant à elle, à s'extérioriser de l'hôpital psychiatrique et à se traiter dans les conditions de la vie quotidienne.

IV.LES CONFINS DISCIPLINAIRES

CHAPITRE 10

LA MÉDECINE, LE DROIT ET LA JUSTICE
La loi, l'objectivité, l'ordre et l'équité

Dans les relations qui s'installent entre la *Médecine* et le *Droit*, l'hégémonie de l'une de ces disciplines sur l'autre dépend du rôle que l'on veut leur faire jouer. Le fondement de la *Médecine* est le soin et le traitement des altérations de l'organisme humain. Celui du *Droit* est l'aménagement de la co-existence entre les hommes pour prévenir les conflits.

La *Médecine* peut servir le *Droit* dans les problèmes posés au juriste dans ses interventions pour vérifier certaines affirmations individuelles et collectives, pour valider ses verdicts et participer à la paix sociale. Elle est représentée par une de ses disciplines, la *Médecine légale.*

Sa pratique est elle-même soumise à des conditions légales précises qui contrôlent la compétence du médecin, sa formation, les modalités de sa pratique et les limites de son action. Il s'agit du *Droit médical* et plus indirectement du *Droit* dit *de la Santé* dont on a vu qu'il devrait être plus une incitation à la responsabilité qu'une prérogative.

1.La Médecine légale

La *Médecine légale*, issue de la *Médecine judiciaire*, est une spécialité de la Médecine qui consiste à constater et à évaluer les lésions de victimes, vivantes ou décédées, et à aider la justice.

Ses champs d'activité principaux sont l'établissement et l'appréciation de l'*état d'une personne* emprisonnée ou gardée à vue, la détermination des dommages *portés à la vie* (constats, retentissements, préjudices, incapacité de travail momentanée ou définitive, partielle ou totale, indemnités éventuelles), les *origines et modalités d'un décès* (identification d'un corps, date, lieu, cause naturelle ou médicale (dont les types d'affections, de soins et de traitements), les *autopsies* en cas de mort suspecte, d'accident de travail ou de la voie publique, de suicide, de crime lors d'une agression individuelle ou collective, par armes ou empoisonnement. Cette dernière partie est dite *thanatologique.* Le médecin légiste peut encore être amené à participer à des reconstitutions et être appelé en justice pour son expertise.

Dans l'histoire de la *Médecine légale*, la Renaissance est importante puisque c'est la période où se définit le *Droit Canon,* c'est-à-dire l'ensemble des lois et des règlements émis par l'Eglise pour se gouverner et gouverner ses adeptes.

Dans la troisième décennie du XVII^{ème}siècle, P. ZACCHIAS (1584-1659) édite un ouvrage sur des questions médico-légales. Vers le milieu du XVIII^{ème}siècle, J-J. BRUHIER D'ABLAINCOURT (1685-1756) et J-B. WINSLOW (1669-1760) s'occupent des signes de la mort. On commence alors à créer des *morgues* pour recevoir, conserver et présenter le corps des personnes décédées. Le siècle des Lumières est celui d'une transition entre le régime arbitraire des délits et des peines et celui de leur légalité sous l'état de droit.

Au XIX^{ème}siècle, F.E. FODERE (1813) fait paraître son *Traité de Médecine légale.* C.LOMBROSO, à la fin du même siècle à Turin, développe sa théorie du « criminel-né » sur la base d'études de crânes et de ses préjugés phrénologiques. En même temps, la psychiatrie apparaît dans le droit pour juger du degré de responsabilité des accusés.

La recherche des *empreintes digitales* est introduite par A. BERTILLON (1853-1914), ainsi que la *biométrie* qui facilite la reconnaissance des individus à partir de ses caractéristiques physio- et psycho-comportementales, dont 14 mensurations. Un Bureau d'Identité est créé à Paris en 1883 qui devient le Service d'Identité judiciaire en 1893. Un laboratoire de police scientifique est inauguré à Lyon en 1910. Pour certains, la *Médecine légale* est devenue une « science sociale et naturelle des corps meurtris ».

2.Relations épistémologiques de la Médecine et de la Justice

2.1.*L'imposition de croyances individuelles dans une collectivité*

C'est un processus qui fait partie de l'histoire de l'humanité. Son origine a été attribuée au souhait d'organiser une défense efficace de l'être humain contre les aléas de son existence, celle de détenir un pouvoir sur autrui et d'en tirer un avantage pour soi-même et son entourage proche et celle d'assujettir l'autre à son profit. Le choix des moyens pour y parvenir va jusqu'à la mise en jeu de la vie de celui qui veut se libérer d'une telle emprise et être libre de ses propres options.

Rappelons, au XIIème siècle, la soumission à la « *question* » de ceux qui n'avouaient pas leur foi catholique par cette juridiction de l'Eglise qu'était l'*Inquisition*.

Dès le XVIème siècle, l'Etat, qui a réagi contre ces injonctions, s'arroge de plus le *droit de punir* pour éviter les actes de vengeance privés. La victime ne peut se faire justice elle-même. Ceci a néanmoins conduit à la condamnation à mort à Genève de Michel SERVET (né vers 1511) par suite de l'intolérance de J. CALVIN (1509-1564) . Cette décision fut exécutée le 27 octobre 1553. Ce Docteur en Médecine de 42 ans, géographe et théologien, fut brulé vif à cause de la publication de son traité de théologie *De Trinitatis erroribus* (1531, 1532) et de *Christianismi Restitutio* (1553) qui déplurent aux autorités protestantes et catholiques. J. CALVIN a légitimé son opinion dans sa *Déclaration pour maintenir la vraye foy que tiennent tous Chrestiens de la Trinité des persones en un seul Dieu.*

Le réformé S. CASTELLION réagira en indiquant que « tuer un homme, ce n'est pas défendre une doctrine, c'est tuer un homme (…) : on ne prouve pas sa foi en brûlant un homme, mais en se faisant brûler pour elle ».

L'obtention de l'aveu a pourtant continué à se manifester sous la forme de l'*estrapade*, cette torture qui consistait à attacher les bras du coupable à des cordes, le plus souvent dans le dos, puis à le hisser et à le laisser tomber brusquement sans qu'il touche le sol. Il s'ensuivait une immense douleur provoquée par une sorte de dislocation des épaules. Abolie en 1779, elle avait une variante dans la marine, le « *supplice de la cale* », dans laquelle le condamné était précipité dans la mer depuis une vergue du navire. La peine de mort sera abrogée en France en 1981 sous l'impulsion de R, BADINTER.

2.2. *Une meilleure approche de la vérité*

Elle s'est révélée d'une importance majeure lorsqu'à côté des procédés pratiqués en public et emprunts de cruauté qui viennent d'être signalés, fut constatée l'existence d'*enterrement de sujets vivants* par ignorance des vraies preuves de décès. La validité de ce qui était humainement jugé fut sérieusement mise en doute.

Il s'était de plus produit parallèlement une sorte de transmutation entre les connaissances constituées en science de la *Médecine légale* et celles grandement dispersées de la *Justice*. La *Médecine légale* pouvait apporter un savoir soutenant, régulant et garantissant mieux le *droit de punir*.

En reconstituant les circonstances du passage à l'acte, le médecin légiste pouvait explorer la pathologie du corps et chercher parallèlement à comprendre les mécanismes de la vie en les expliquant par la mort. Il était ainsi exigé de lui de larges connaissances médicales, dont celles qui sont les plus transcendantes et celles qui sont moins indispensables à la pratique ordinaire de la Médecine.

Pour la Justice, l'*expertise médico-légale* pouvait minimiser son incertitude encore soumise à l'arbitraire du juge, ainsi qu'aux préjugés et à la morale d'une communauté. Elle reposait sur une investigation rigoureuse des *indices* matériels et comportementaux. Le *droit de punir* et de *châtier*, ainsi que la *nature* de sa mise en œuvre, semblaient encore hors de toute réflexion.

Du sort du justiciable, qui reposait sur l'assermentation des témoins, découlait la *vérité judiciaire*. L'*éthique médicale* se validait sur le serment devant Dieu et la Justice du médecin légiste. Ce dernier participait à la décision du juge. Lorsque les conditions du décès étaient imprécises, son intervention était décisive dans l'arbitrage du juge.

Le médecin concrétise la réalité du dol. Il est ainsi impliqué dans le maintien de l'ordre social. La *Médecine légale* s'ancre dans les sciences qui évaluent les faits sociaux pour les mesurer et, du point de vue poïétique, en dompter l'anomie pour en faire ressortir les potentialités (F. BRANDLI, 2014). Au XVIIIème siècle, l'exhumation judiciaire a force de loi.

Dès le début du XIX^{ème}siècle, la *Médecine légale* suit la voie clinique et fait appel aux disciplines essentielles de la Médecine (anatomie, physiologie, histologie, embryologie, biologie, etc.). Une attention particulière porte sur la place de l'hystérie féminine dans le meurtre. Les techniques (radiologie, anthropologie, photographie en ultraviolet, etc.) diversifient les conditions de preuves.

En toxicologie, le *test de Marsh* est utilisé par M. ORFILA (1936) pour détecter les empoisonnements par l'arsenic. L'*appareil de Mitscherlich* le sera pour la recherche du phosphore, Le médecin légiste opère hors des Instituts médico-légaux. Il se déploie sur le terrain des hôpitaux, des casernes, des écoles, des prisons, des lieux de travail, d'agressions et de péripéties. Il donne des avis variés sur les faux miracles, les difformités discutables et la stérilité sexuelle qui justifie le divorce. Il cherche à limiter ce qui s'avère partial.

L'*entomologie médicale,* connue dès le XIII^ème^siècle (SONG CI, 1186-1249), se développe avec J-P. MAGNIN (1894). L'apparition successive de certains insectes dans le travail progressif de la décomposition des corps selon les conditions de l'inhumation, de la température, de l'hygrométrie et de la nature du sol fournissent nombre d'indications sur le cadavre. Cette entomologie deviendra *forensique* lorsqu'elle inclura la détermination de l'origine géographique de denrées, celle d'espèces protégées et d'autres risques morbides.

La position des membres du cadavre et son odeur fétide et acre de moisissures sont utilisées pour déterminer le temps qui s'est écoulé depuis la mort. La morphologie osseuse et la dentition sont des indices sérieux. Des informations plus générales sur la *létalité* sont également recueillies.

2.3. *L'ajustement des données médicales au savoir judiciaire*

Après la réunion de ses observations et leur interprétation, le médecin légiste effectue auprès du juge qui le sollicite un travail qui consiste à capter ses compétences. Il cadre ses inductions en lui facilitant les comparaisons des faits prégnants qu'il a notés et qui légitiment ses conclusions avec ceux de l'enquête judiciaire. Il introduit le déroulement normatif de ce dialogue épistémologique par la rédaction de l'acte authentique. Il le soumet aux normes et au style de l'expertise judiciaire. L'expertise médicale soude ainsi les constats du médecin à ceux recueillis par le juge.

L'*herméneutique médicale* intervient ainsi à deux niveaux. Elle traduit d'abord en termes médicaux le fruit des observations du médecin légiste. Elle oscille entre l'explicatif et le compréhensif. Elle a ensuite la possibilité de les mettre à la portée du discours juridique qui peut les confronter à d'autres récits déjà archivés.

La *jurisprudence*, qui est l'ensemble des décisions de justice antérieurement rendues, exemplifie la façon dont un problème de droit a été résolu. En tant qu'*herméneutique juridique*, elle donne le sens d'une décision. Dans la doctrine luthérienne, cette dernière pouvait être générale et littérale, mais retenait aussi son degré d'intelligibilité.

La lecture littérale des événements rapportés comporte (F.D. SCHLEIERMACHER, 1768-1834) une méthode qui analyse un discours selon le fonctionnement de la langue utilisée qui peut être l'objet de plusieurs interprétations pour un même mot et une méthode qui vise à retrouver l'état psychologique de celui qui a écrit ce qui est lu. C'est par leur historicité que les faits retenus s'inscrivent dans un récit qui les rend compréhensibles et que la *Médecine légale* peut prétendre être reconnue comme scientifique. Le principe de cette interprétation s'est cependant tourné vers la compréhension de l'existence de l'individu plus que de celle de son discours. Il semble s'être produit un continuel va et vient entre l'anticipation et l'interprétation avant la prise de décision.

La pratique juridique, quant à elle, n'aurait pas la loi comme fondement catégorique. En effet, son interprète collabore à la constitution de la norme. Il en réalise une adaptation au contexte présent. Il la rend effective et compatible avec l'idéologie d'une société. Mais l'application de la norme tend parfois à prendre la place de son exégèse. La solution de problèmes pratiques est alors recherchée dans la confrontation entre les principes généraux issus des arbitrages passés ou similaires et les singularités d'un cas démonstratif. Ce procédé est censé faire se dégager la juste action à mener par une espèce d'ingénierie casuistique.

3.Le Droit médical

Le *Droit médical* est une discipline transversale qui tire ses sources du Droit public, privé et pénal, aux niveaux national et international. Il s'est développé rapidement à la mesure des progrès médicaux et est devenu complexe.

Le médecin est continuellement confronté à des prises de décision sur des sujets parfaitement antinomiques. S'il s'agit, par exemple d'une opération, il peut y avoir conflit entre les risques de l'intervention et l'évaluation de sa nécessité. Il est des cas où l'infléchissement de la décision ne relève ni du seul personnel médical, ni des seules personnes concernées.

Il existe des controverses concernant des questions éthiques et de politique sociale (interruption tardive de grossesse, médication imposée). La vie, l'état de l'organisme et la liberté individuelle sont en jeu. Le médecin a besoin de directives claires pour s'adapter à la situation. Il semble nécessaire de délier, du moins partiellement, la personne de sa responsabilité. La Justice doit trouver un équilibre entre l'abstraction des normes et la spécificité de certains cas.

La structure des dispositions légales est hiérarchisée. La Constitution édicte des principes généraux qui sont la base de l'ordre juridique. Ce sont les Droits de l'Homme à la vie et à la liberté de disposer de lui-même, de s'exprimer, de se mouvoir et de protéger ses propres données. L'atteinte doit être proportionnée si l'intérêt le justifie.

Certaines autres compétences (assurances-maladies et assurances-accidents, usage de l'alimentation et des médicaments, lutte contre le affections transmissibles, secret médical, recherches sur l'être humain) se situent au niveau de l'Etat.

La profession médicale a ses propres règles. Elles comportent des recommandations utiles au praticien. Elles concernent le *Code de Déontologie.* Les Académies de Médecine les discutent et édictent leurs opinions, comme ce fut le cas après la première transplantation cardiaque en 1969 pour les « *Directives pour la définition et le diagnostic de la mort* ». Elles ne lient pas l'Etat. Elles peuvent néanmoins avoir une forte influence sur la législation et la jurisprudence.

Pour certaines indications et procédures spécifiques, il devient possible, sur la base de ce qui est scientifiquement applicable et de la situation juridique du moment, d'établir pour le médecin, des consignes accessibles, de présenter les questions et leurs solutions de manière à pouvoir les soumettre à un débat public et de leur accorder le statut de normes professionnelles.

Quoiqu'il en soit, il convient de pas confondre *faute* et *erreur médicale*. Toutes les fautes médicales sont des erreurs, mais toutes les erreurs médicales ne sont pas des fautes.

Néanmoins, il est des erreurs médicales qui ont habituellement tendance à être reconnues comme des fautes.

C'est le cas de :

- l'erreur médicale liée à l'imprudence de la part médecin (oublier une compresse dans le corps du patient) ;
- l'erreur majeure de diagnostic (ne pas déceler une fracture évidente sur une radio) ;

- l'erreur technique (commettre une manipulation inappropriée d'un appareil d'examen) ;
- l'erreur de traitement (prescrire un médicament contre-indiqué dans le cas d'un patient allergique) et le défaut d'information du patient quant aux conséquences d'un traitement médical ou chirurgical.

4.Le Droit de la Santé et le Droit à la Santé

L'ambiguïté du terme de *santé* a déjà été soulignée. Il implique abusivement, en tant que bien-être, l'activité médicale, alors qu'il semble non seulement vouloir participer à un bien vivre, mais s'est glissé inopinément pour dénommer et organiser un système institutionnel médical mis au service d'une collectivité et paradoxalement désigner « ce qui n'est pas médical ».

Les milieux internationaux se sont surtout intéressés à faire reconnaître le *Droit à la Santé*. Il est consigné dans la *Déclaration universelle des Droits de l'Homme des Nations Unies* de 1948. Celle-ci mentionne ainsi dans son article 25 que « Toute personne a droit à un niveau de vie suffisant pour sa santé et son bien-être et celui de sa famille, y compris la nourriture, l'habillement, le logement et les soins médicaux et services sociaux nécessaires ».

Les relations du *Droit à la Santé* avec le *Droit de la Santé* sont complexes Le premier s'affirmerait comme le nouveau fondement du second (O. GARREAU, 2010). Il insère la présence de l'Etat dans le champ sanitaire et l'autorise à en prendre la maîtrise. Il l'incite à se charger de la direction de la prévention sanitaire au nom de la sécurité des citoyens. Il est soutenu par le respect de la dignité humaine et la jurisprudence. Il rend objectif ce qui au départ n'était qu'une proposition. Enormément revendiqué socialement, son acception élargit le *Droit de la Santé*. Il masque cependant le fait qu'il est un droit qui exige des *devoirs* et engage la *responsabilité* de la part de celui qui y accède.

Le *Droit de la Santé* est l'ensemble des règles juridiques destinées à l'organisation et au fonctionnement des *activités* considérées comme *sanitaires*. Ses buts dépendent donc de la définition que l'on attribue à la Santé. Ils sont difficilement généralisables. Certains estiment pourtant que son contenu peut être déterminé au-delà de la pluralité des disciplines juridiques et des autres droits mobilisés.

Ces derniers relèvent :

- *de la direction de la santé publique* : droit de la santé publique, droit des institutions de santé publique, droit de la Sécurité Sociale et des Assurances Maladies et Accidents ;
- *de l'exercice individuel des activités prof*essionnelles : Médecin, Pharmacien, Chiropraticien, Infirmier, Physiothérapeute (Masseur-Kinésithérapeute), Ergothérapeute, Thérapeute de la Psychomotricité, Orthophoniste, Orthoptiste, Audioprothésiste, Opticien, Technicien en Radiologie et de Laboratoire, Diététicien, Pédicure, Podologue, Prothésiste, Orthésiste, Assistant dentaire Aide-soignant, Auxiliaire de Puériculture, Ambulancier ;
- *de l'exercice institutionnel des activités sanitaires* : droit hospitalier, droit des institutions sociales et médico-sociales.
- *des activités de support des activités sanitaires* : droit pharmaceutique qui dirige les activités de conception, de production et de commercialisation des médicaments, bioéthique qui se penche sur les problèmes éthiques suscitées par l'essor des technosciences biomédicales.

5.Conclusions

Pour résoudre les conflits nés des rapports entre les êtres humains, la *Médecine*, le *Droit* et la *Justice* sont tous les trois pleinement impliqués et également dépendants les uns des autres. Ils ont permis de certifier les décès, d'éviter à tout un chacun de se faire justice lui-même et de proscrire la vengeance. Ils ont légalisé le droit de punir et de tuer. Les *Médecine légale* et *pénitentiaire* y déploient leurs spécificités en développant des moyens d'investigations originaux dans les conditions de leurs pratiques respectives.

L'interprétation médicale des faits et celle juridique des lois laissent un champ ouvert à une herméneutique d'experts.

Le *Droit médical* se double d'un *Droit à la Santé* devenu *Droit de la Santé* qui devrait créer des obligations. Il s'inscrit dans les *Droits de l'Homme*. La *déontologie* des médecins, des juristes, des juges et des avocats est là aussi pour les protéger.

CHAPITRE 11

LA MÉDECINE ET LES FORCES ARMÉES

La protection, l'affrontement, l'initiative et l'autorité

Au carrefour de la culture médicale et de la culture militaire, il existe un espace où se côtoient le médecin, le militaire et le soldat malade, blessé ou tué. Les relations entre les deux cultures sont encore peu explorées contrairement à celles qui s'établissent entre le médecin et le militaire d'une part et celle du soldat d'autre part. Elles sont fixées par le commandement, la déontologie et l'éthique.

En dépit de la différence de finalité des deux cultures, ces dernières se rejoignent dans leurs fondements par leurs aspirations. Au-delà de celles-ci, elles doivent participer à la réussite de l'objectif de l'autre. Elles ont néanmoins leurs domaines respectifs dans lesquels elles ont leurs propres responsabilités et ne peuvent intervenir sur celles de l'autre. Il est difficile de soigner et de combattre en même temps. Entre elles, les échanges sont non seulement possibles, mais certainement souhaitables et fructueux.

Depuis le XIXème siècle, la guerre n'a cessé sur terre. Aux deux premières guerres mondiales, se sont succédés nombre de conflits armés régionaux. La guerre de position s'est complétée d'une guerre de mouvement, puis celle de l'utilisation des drones. La guerre a pu se montrer asymétrique.

Elle a pu prendre l'allure de guerres froides et hybrides qui, plus sournoises, ont entaché les rapports entre les nations. C'est dire combien ont été variés les moyens de porter tort à l'adversaire désigné et combien est périlleux leur exposé exhaustif.

Découlant de leurs contacts directs et durables, les différences culturelles du médecin et du militaire ont été l'objet entre elles de translations d'idées. Elles méritent d'être approfondies.

1.La Médecine militaire

La *Médecine militaire* est une spécialité médicale destinée à prévenir, déterminer, soigner, traiter et réhabiliter les maladies, traumatismes et accidents résultant de l'exercice de la profession militaire. En temps de paix, elle tend à élever au meilleur niveau la capacité humaine physique, psychique et technique d'une nation pour protéger sa population et la défendre.

Outre l'entretien d'une bonne hygiène de vie, de l'entraînement physique, de la préparation psychologique et de la prévention d'affections et d'accidents, elle comprend trois niveaux de qualification : a) celle du soldat qui a une formation minimale aux premiers secours et une dotation simple (pansement, garrot, morphine) ; b) celle de l'auxiliaire sanitaire qui reçoit une formation de plusieurs semaines et une meilleure dotation (matériel de perfusion, de suture, d'exufflation, de cricothyrotomie ou coniotomie, canules) ; c) celle de l'infirmier et du médecin formés à la médecine de guerre.

Les disciplines de la *Médecine militaire* les plus sollicitées sont la chirurgie, la médecine interne, la protection contre les rayonnements, dont le nucléaire, et les gaz, les produits chimiques et bactériologiques, la toxicologie, la psychologie et la psychiatrie, l'hygiène, le sport, la biologie, la physiatrie et la pharmacologie.

Les moyens médicaux utilisés dépendent, en temps de guerre, de la distance qui les sépare du lieu d'intervention. Au contact de l'ennemi, l'infirmier peut être plus efficace que le médecin. Sur le terrain, les priorités sont la respiration (liberté et atteintes des voies respiratoires), l'arrêt des hémorragies et l'état de conscience. C'est la question de l'évacuation du blessé qui prévaut à ce niveau. Un peu plus loin, c'est celle d'un hôpital de campagne aménagé sous tentes pour accomplir les gestes les plus urgents et assurer le tri des blessés. A l'arrière, c'est le rôle des hôpitaux bien organisés et des établissements de rééducation et de convalescence.

La *Médecine militaire* doit alors faciliter la stratégie militaire décidée en préservant le sort des combattants, s'adapter à la nature du terrain, à la gestion du nombre de blessés et aux caractéristiques des blessures dont l'histoire suit celle de l'armement (arme blanche, contondante, perforante, tranchante, arme à feu, explosif, chimique, bactériologique, nucléaire) et des types de conflit. Elle doit contribuer à récupérer l'aptitude du soldat à poursuivre le combat.

On peut rattacher à ce métier des armes et à ses conditions d'exercice qui l'identifient, la couverture médicale des forces de l'ordre publique et de la protection civile (gendarmes, pompiers).

2.Comparaison des cultures médicale et militaire

La culture s'entend ici comme l'ensemble des traits caractéristiques (cognitifs, conatifs, affectifs et relationnels) d'un individu ou d'un groupe d'individus. De ce point de vue, il est permis de mettre en évidence des aspects communs aux deux cultures médicale et militaire.

On a tenté de valoriser pour ces cultures une inclinaison ou une attirance particulière pour un genre de vie ou d'activité, une sorte d'appel vers une destinée privilégiée, la réapparition d'une disposition liée à l'hérédité, voire à la copie familiale et sociale. Les notions de vertu, d'honneur, de respect de la parole donnée et même de gloire y étaient souvent associées.

La formation s'effectue entre pairs. Elle se donne par des personnes qui ont déjà reçu les connaissances que le futur médecin ou militaire cherche à acquérir. Elle est longue et autant théorique que pratique. Elle requiert d'abord un savoir être. Elle relève ensuite de l'art pour ce qui est de la stratégie, de la manœuvre ou de la tactique, puis de la technique et du compagnonnage qui « aide à former des hommes ». Elle crée la confrérie des carabins et la fraternité ou la camaraderie des gens d'armes. Le rôle des anciens, de leur valeur, de leur renommée et de leurs hauts faits est constamment rappelé. Le culte des grands patrons et des chefs militaires réputés marque leurs histoires.

Le dessein du médecin et du militaire repose sur des idéaux peu accessibles. L'existence, la souffrance et la vie même sont en cause chez eux. Ils s'opposent tous deux à une même illusion, celle de la survie et de l'immortalité chez l'un et l'invincibilité chez l'autre. Ils se résument à l'assistance à l'être qui souffre pour l'un et à la volonté de défendre l'existence pour l'autre.

Ceci n'exclut pas, chez le médecin, les interventions brutales telles que la cautérisation et la ligature des artères réalisées par Ambroise PARE (vers 1509-1590) qui étaient une nouveauté et une avancée au XVI^{ème}siècle et les amputations rapides des membres pour D-J. LARREY déjà cité dans les guerres napoléoniennes. Quant au militaire, il s'agit du droit et du pouvoir de recourir à la force, à l'agression, à la destruction et à la mort (Nagasaki, Hiroshima) pour parvenir à ses fins.

Les traits communs de ces choix professionnels sont le respect de leur engagement à préserver, voir à soutenir l'homme en souffrance et l'ennemi désarmé ou sans défense, la clairvoyance de leur détermination à prêter leur concours à des actions démesurées et à les assumer, la fermeté inébranlable de leurs objectifs, leur moral exemplaire, ainsi que la précision, l'enthousiasme et la maîtrise de la réalisation de la mission entreprise.

Certaines références dans les deux cultures sont les mêmes. Elles se situent dans le champ de l'imprévisibilité et de la conjecture. La réalité change. Elle suppose une vivacité du jugement, une énorme flexibilité et une prise de décision rapide. On assimile cette disposition à un état d'esprit dit *idiosyncratique*, car il est propre à un individu.

La démarche intellectuelle est également structurée. Sa méthode comporte une analyse de la situation, une évaluation du milieu (antécédents, terrain d'opération), une appréciation des forces en présence (séméiologie clinique, nombre et qualité de l'adversaire) et les modalités d'une réponse (prescription thérapeutique, stratégie et moyens d'intervention).

L'organisation et le fonctionnement des équipes médicales et d'intervention des forces armées sont hiérarchisées sur des modèles similaires. Si la décision est élaborée à plusieurs personnes, c'est celle de celui qui détient la responsabilité qui la prend et l'émet. La hiérarchie introduit l'ordre et la stricte discipline. Elle appelle et renforce la droiture, la fidélité, le respect et la considération.

La gravité des attributions accordées au médecin et au militaire implique, en effet, qu'elles soient régies par une organisation strictement réglementée et surveillée par la loi. C'est une délégation de pouvoirs sous conditions de la part d'une collectivité à des corps institués. Dans ce processus, la solitude du décisionnaire mérite néanmoins d'être préservée et respectée. Elle s'appuie sur une réflexion individuelle effectuée hors de l'action immédiate.

Dans ce cadre, certaines restrictions restent toujours discutées, telles celles du droit de pratique médicale, de l'usage légal de quelques méthodes, produits et techniques thérapeutiques, de l'euthanasie active ou de la définition de l'état de guerre, du mercenariat, de l'invasion, de la subordination, de la famine et du génocide.

La nécessité d'une grande homogénéité des corps médical et militaire garantit la qualité de leur fonctionnement. Elle mène cependant fréquemment à l'incompréhensibilité de ses usagers et engendre une méfiance nocive envers leurs disciplines.

La liberté défendue risque de s'enfermer sur elle-même si l'individualisme qui sévit actuellement n'y met un frein raisonnable. Il existe donc un travail commun à poursuivre auquel n'échappent ni les solliciteurs, ni les prescripteurs pour éviter le chaos.

Le fait de transformer des supports d'information matériels en supports numériques ont eu leurs répercussions sur les pratiques médicales et militaires. Il a accru le nombre, l'isolement et l'autonomie des décideurs.

Le déontologisme concerne le jugement porté à une personne par ses pairs lors d'une atteinte aux usages, à la morale et à l'honneur. Il relève de l'éthique qui indique que tout acte moral doit être évalué selon sa conformité à certains devoirs. Il n'est pas la justice. Il édicte toutefois les principes et les règles d'une Charte ou d'un Code de Déontologie qui régissent une activité professionnelle, les rapports des professionnels entre eux, avec leurs collaborateurs, leurs clients et la collectivité publique. Ces règles acceptées définissent ce qui est exigible de cette activité. Elles légitiment les premières sanctions.

Pour le praticien indépendant qui exerce publiquement, c'est l'Ordre des médecins qui remplit cette fonction fondamentale. Le médecin militaire n'y est pas soumis. Il dépend du Code de Déontologie du Médecin des Armées qui inclut une double subordination à l'autorité militaire d'une part et à la hiérarchie médicale qui y est instituée d'autre part. Les liens de dépendance peuvent rassurer, car ils protègent.

Ils permettent le partage des responsabilités. En outre, ils contraignent une certaine liberté dont il est possible de s'aménager.

Le *médecin* met l'accent sur la protection de la vie d'autrui, l'entretien et le maintien de la qualité de son existence, l'apaisement des souffrances, le traitement des affections et l'accompagnement des derniers instants. Le *militaire* doit maîtriser la violence à employer, réguler l'explosion de ses affects et éviter les représailles et la vengeance. Le *droit pénal international*, celui des infractions, et le *droit humanitaire international*, qui légifèrent à ce niveau, ont de la peine à s'imposer.

Dans l'armée, si le médecin peut, dans quelques circonstances particulières, être tenu au courant du « secret défense » du militaire, le « secret médical » ne peut être partagé avec le militaire. Ces deux types de silence ont toutefois la même source, celle de protéger les institutions et renforcer la confiance.

L'investissement demandé au médecin et au militaire est un choix individuel affirmé pour des devoirs et des droits déterminés. Il est marqué après la soutenance de la Thèse de Médecine et de la prestation du Serment d'Hippocrate ou par une cérémonie de promotion militaire. Il peut conduire à la mort dans les deux cas. Même s'il peut être considéré comme un moyen d'accomplir son existence, il est rarement perçu comme tel par celui qui s'engage au moment où il s'engage et qui garde malgré tout l'idée de sa survie pour affronter la matérialité insupportable des situations qu'il va rencontrer de manière permanente.

Tout le langage, le savoir-faire, la méthode, les coutumes et l'histoire de la Médecine visent à réinsérer l'être humain dans sa nature ou à donner du sens à son existence et à sa vie. De la même façon, la tradition, le protocole et la visibilité sociale des gens d'armes servent à le sensibiliser au bienfait de la paix et à l'importance de s'investir pour elle.

Les disciplines qui abordent l'énigme de l'homme, de sa vie et de sa mort comme le sont la Médecine et les Forces armées prennent un caractère respectable qui dépasse la raison et confine à l'ineffable. Elles sont le jeu d'exaltations surprenantes qui agissent sur l'état d'esprit de la collectivité.

Un autre effet se produit dans la manière dont s'organise la pratique médicale et militaire par la démultiplication des groupes d'exécutants, leur autonomie et leur ordonnancement dans la réalisation d'objectifs thérapeutiques ou des missions qui leur sont confiées.

Les *rites* assurent la cohésion des groupes. Ils fondent les spécificités d'un langage dans son vocabulaire, son mode d'expression, ses tropes (ou emplois figurés du langage), ses chants (de salle de garde, de marche, de mobilisation, de victoire), ses écrits (récits, romans), ses arts visuels, ses danses, ses thèmes de théâtre ou de cinéma, etc.).

L'*uniforme* (faluche ou toque doctorale des étudiants en médecine, blouse blanche, toge professorale, tenue militaire de combat et de cérémonie) et les insignes de distinction ou de vaillance sont aussi des signifiants culturels qui existent chez le médecin et le militaire, mais sont plus exposés chez le second.

3.L'acculturation réciproque du médecin et du militaire

L'acculturation est le fruit de la fréquentation directe et continue de deux collectivités qui ont des cultures différentes. Elle désigne les modifications qui se produisent dans ces cultures. On y étudie le processus de discordance culturelle, le degré d'opposition ou de résilience à l'assimilation et les modalités de ce qui s'intègre de nouveau.

Cette double fonction salvatrice et agressive de l'homme

est inscrite dans l'histoire de l'humanité. Les conflits sont un des facteurs qui ont participé à la structuration sociale. Le soignant est un combattant comme les autres.

Puis le rôle de défense et de protection se combinent dans les ordres hospitaliers religieux issus des monastères et dont le premier est reconnu par le Pape PASCAL II en 1113. La Médecine et la Force armée y sont réunies. Ils conduiront à la naissance de l'*humanitaire* vers la moitié du XIX^{ème}siècle avec la guerre de Crimée (1853) et F. NIGHTINGALE (1820-1910), pionnière de vrais soins infirmiers et des statistiques qui s'y rapportent, ainsi qu'avec la bataille de Solferino entre les Empires austro-hongrois et français (1859) et H. DUNANT (1820-1910), fondateur de la Croix-Rouge.

P. GODART (2009) cite comme premier thème d'acculturation les emprunts réciproques de vocabulaire. Le chirurgien a près du bloc opératoire son « arsenal ». Le médecin « combat » l'infection. Il propose une « stratégie thérapeutique ». Il pratique un « traitement d'attaque ». Quant au militaire, il « sonde » la profondeur d'un « théâtre d'opérations ». Il « s'infiltre ». Il « traite » une cible. Il « articule » ou « disloque » un dispositif. Il réalise une « frappe chirurgicale ».

Les questions qui se posent au médecin dans son acculturation au système de pensée militaire portent d'abord sur sa compatibilité avec son adhésion au système de pensée médicale. Elles se rapportent aussi à la place de l'activité médicale au sein d'une mission dévolue à l'armée. Elle a également trait aux modalités de son exposition à un danger parfois vital.

Le Médecin militaire reçoit une formation militaire qui lui permet de bien connaître le groupe armé, ses codes, ses exigences et ses servitudes. Il entre dans une organisation ordonnée dont il est membre et partage les responsabilités. Il soigne et/ou combat. Il a droit à une arme que les Conventions de Genève veulent défensive. Il doit se garder de ne pas brouiller l'orientation générale de l'action militaire décidée par l'autorité dont elle relève. Comme médecin et comme militaire, il détient un pouvoir sur la vie.

Le Médecin militaire doit composer avec deux types de temps, le *temps médical* et le *temps militaire*. Ils peuvent se contrecarrer l'un et l'autre. Pour le médecin, c'est celui de l'aptitude et du retour au combat. Il peut réduire ou annihiler la liberté stratégique du militaire. Pour le militaire, son temps peut rendre inutile l'intervention médicale,

Chacun peut aussi seconder et faciliter le temps de l'autre. Mais, dans cet échange, le médecin doit admettre les besoins d'information du militaire et s'y plier.

Dans une pratique indépendante, le médecin centre le plus souvent son action sur une personne. Il peut aussi recourir à une procédure thérapeutique individuelle ou de groupe, telle la sociothérapie. Le groupe géré par le militaire peut être impressionnant selon sa position dans la hiérarchie. Elle demande des qualités d'autorité et de commandement qui ne sont pas exigées du médecin qui doit plus généralement expliquer, convaincre, partager et accompagner la décision laissée à son terme au patient.

De ce point de vue, le médecin militaire est lié par un savoir sur l'individu à respecter et, si nécessaire, par l'usage de techniques groupales. Il peut aussi détecter des mouvements émotionnels, d'états d'esprit, d'influence, d'épuisement ou de révolte dont l'apparition met en cause le fonctionnement d'une unité militaire et que n'anticipe pas son responsable. Il est tenu pas ses devoirs institutionnels d'intervenir dans les limites qui lui sont fournies. Il en est de même pour l'application de mesures d'hygiène ou de prévention collective dans lesquelles il doit faire preuve de fermeté.

Face au médecin militaire, le militaire cherche à assimiler

certaines des compétences du médecin qui l'autorisent à mieux connaître, structurer et manager la vie physique et mentale de groupes humains. Il doit être en mesure de prévoir sa force, son moral, sa vulnérabilité, son état présent, ses acquisitions, ses pertes et ses réintégrations. Il reçoit la formation médicale qui convient pour apprendre, dans le cadre de son institution les gestes nécessaires à protéger et mettre en œuvre les premiers soins pour sauver sa vie et celle de ses camarades de combat. Il apprend à utiliser les informations qu'est en droit de lui communiquer le médecin militaire pour maintenir la puissance de son groupe.

C'est sur ces bases que se concrétisent les obligations d'assistance de la nation à ceux qui mettent en jeu leur vie pour la défendre.

4.Conclusions

La *Médecine militaire* brièvement décrite offre l'opportunité de s'interroger sur la justification et les conditions du côtoiement de l'esprit médical et militaire qui sont l'expression de deux cultures humaines qui se sont estimées et veulent se croire distinctes alors qu'elles désirent toutes les deux participer à la construction de l'humanitaire et de l'humanité.

Nous avons tenté de passer en revue un nombre important de points de vue dans lesquels la contradiction n'a pu se développer. Il en a été ainsi de la vocation professionnelle, de ses idéaux, de ses desseins, de ses références, des démarches intellectuelles respectives, des modes d'organisation privée et institutionnalisée, des conditions de leurs pratiques respectives, de leur administration, de leur législation et de leur contrôle.

On y remarque la mise en place de moyens de compensation pour atténuer les dépassements qui se sont produits dans les réactions à des situations inédites. Ce qui apparemment, ne pouvait être traité avec les mêmes logiques idéiques que celles qui semblaient au départ opposer avec certitude le médecin et le militaire ont trouvé leur jonction fondamentale dans l'histoire de leurs origines. Nous devons donc vivre avec des logiques dont l'identité tend à se modifier avec le temps.

CHAPITRE 12

LA MÉDECINE ET LE SPORT
L'hygiène de vie, la compétition, l'idéalisme, l'égotisme et l'intérêt

Au cours du XIX^{ème}siècle, la Médecine a dû s'aménager de l'émergence d'une notion présentée comme nouvelle, mais discutée dans son origine, celle du *sport* et de l'évolution de son orientation. Depuis lors, le *sport* est passé d'une option de jeu, de loisir, d'hygiène, de prévention et de soin à une activité salariée.

La Médecine, quant à elle, y est devenue dans son domaine une discipline médicale spécialisée, la *Médecine sportive,* qui exige une formation strictement définie, à un nombre limité de médecins pour renforcer son identité et son sérieux et dont le champ d'intervention s'est singulièrement étendu.

De l'évaluation de l'aptitude d'un individu au sport, la *Médecine sportive* s'occupe maintenant non seulement de prévenir et diagnostiquer les affections liées à sa pratique, mais aussi d'apprécier les performances de l'organisme humain et de créer les conditions pour les améliorer, voire les dépasser.

La multiplicité, l'accroissement et la diversité des branches sportives ont continué de croître et soulèvent à la *Médecine sportive* des problèmes inédits qui dessinent peu à peu les variantes de ses objectifs généraux. En effet, cette dernière est à la frontière où l'on risque d'exploiter plus que de servir l'homme dans son humanité et d'en hypothéquer les ressources.

1.Le sport

Le *sport* consiste dans un ensemble d'exercices physiques qui se réalisent de manière individuelle ou collective, parfois sous la forme de jeux, et qui peuvent donner lieu à des compétitions. Pour certains, il reste une activité de loisir, d'éducation, d'épanouissement, voire d'aventures. Pour d'autres, il représente une activité professionnelle rémunérée.

La notion de *jeu* est encore traitée de manière ambigüe, puisque les Fédérations d'Echecs se considèrent comme sportives.

Lorsque l'on évoque l'apparition de la notion de sport, il ne faut pas confondre la naissance du sport et sa démocratisation. Car, il ne s'agit pas là de l'opposition de modes de pensée qui en défendent l'origine lointaine ou plus récente. En effet, on retrouve historiquement chez les anciens aussi bien la lutte, les combats, les courses de chars, les tournois et joutes équestres, le jeu de paume et le tir à l'arc qui en figurent déjà les aspects.

La classification des sports fait état des domaines suivants : l'athlétisme, les sports combinés (décathlon), collectifs, de force, de raquette, mécaniques, avec des animaux, anciens, gymniques et artistiques.

Une classification spéciale s'adresse aux jeux olympiques (d'été, d'hiver) et non olympiques, dont ceux qui l'ont été et ne le sont plus.

Face à l'inactivité, à la sédentarité et au surmenage de l'activité quotidienne, on oppose couramment les bienfaits du sport et rarement les qualités plus spécifiques que pourraient être la maîtrise de soi, le contrôle du stress, de l'échec et de la réussite, l'apaisement de l'agressivité et de la violence, les relations sociales, la réflexion, la formation, la programmation et l'organisation.

La pratique du sport suppose l'*entraînement*, la *compétition* et la *récupération*. Elle vise le maintien et l'amélioration des performances. Elle réclame la répétition de séances régulières et progressives d'exercices déterminés. La *compétition* fait le point sur les résultats obtenus. La *récupération* est le temps nécessaire pour que l'organisme puisse, dans la détente, l'activité et le soin programmés, retrouver son meilleur niveau de performance.

Chaque discipline sportive fait appel à des compétences particulières. Les plus habituelles sont la mobilité, la réactivité, la vitesse, la force, l'équilibre, l'endurance, la souplesse, la dextérité, la concentration, la coordination et la précision. Le nombre et le type de compétences dépendent des disciplines envisagées. La préparation du geste adéquat est liée au temps nécessaire à sa réalisation. Cette dernière peut être libre ou instantanée.

Le *sport* nécessite une alimentation équilibrée qui évite l'obésité. Il s'inscrit dans une hygiène de vie qui réduit la morbidité et la mortalité. Mais il n'est pas exempt de risques.

La gymnastique artistique est réputée dangereuse. Un coup, un faux pas ou une chute peuvent être à l'origine d'une entorse, d'un claquage, d'une élongation musculaire, d'une rupture ligamentaire ou d'une fracture. Le traumatisme crânien, l'accident cardiovasculaire ou la noyade ne sont pas rares. Des équipements spéciaux (casques, coquilles, gants, jambières, protections diverses) servent à les prévenir.

L'apprentissage des gestes techniques, l'échauffement qui précède les efforts brutaux, la suppression de ceux qui sont trop pénibles à supporter et du surentraînement, les interdictions relatives à la météorologie (température, pression atmosphérique, pollution) complètent les règles de sécurité à observer pour éviter les accidents. A l'inverse, l'utilisation raisonnée d'une différence de climat peut servir la performance.

La définition du *dopage* n'est pas toujours très claire. Il est le recours à certains produits, tel l'EPO, pour augmenter la performance en pointant l'accroissement de la masse musculaire ou la résistance à la douleur. Néanmoins, si le *dopage* est efficace, il est nocif, illicite et sanctionné par la déchéance d'un titre ou une exclusion à vie de toute compétition. Il a surtout été observé dans le cyclisme, l'athlétisme, la natation et l'haltérophilie. L'entourage du sportif souvent responsable n'est pas toujours puni comme il le devrait. Dans le sport professionnel, l'alcoolisme et la consommation du tabac à mâcher ou à priser sont observés dans la pratique de sports collectifs comme le football et le hockey sur glace.

L'*arbitrage* est un moyen extrajudiciaire et alternatif de régler des conflits dans la pratique du sport. C'est un compromis accepté entre deux intérêts contradictoires. Il est exercé par une personne ou une instance désignée et choisie en commun par les parties en présence. Il peut se décider avant la contestation du litige avec une *clause compromissoire* ou après celle-ci. Il peut reposer sur des conditions comme celle de ne concerner que les litiges professionnels. Il a l'avantage d'être rapide et confidentiel. Il profite de l'expertise et de la technicité juridique de l'arbitre. Sa rémunération est assurée par les demandeurs. L'arbitre se prononce en équité et non en droit. La décision prise n'est pas modifiable par un juge. Il est cependant possible de faire recours en annulation devant les tribunaux si la compétence et l'impartialité des arbitres sont mises en cause et si la décision est prise hors des délais admis.

Le *sport* dispose d'arbitres professionnels sur le plan national et international. Il a trait au règlement sportif général et à celui propre à un sport spécifique. La difficulté à décider et à appliquer ce règlement est à l'origine d'erreurs d'arbitrage qui ne peuvent pas être toutes involontaires tant de la part des sportifs qui ne l'observent pas que des arbitres qui l'interprètent. Ils influent le comportement de la foule des spectateurs et des clans qui supportent les sportifs. Les enjeux financiers sont parfois tels qu'ils déclenchent des manifestations d'incivilité, de faits de violence, de dégradation de biens, voire de véritables émeutes (hooliganisme).

Actuellement, les règles du *sport* se sont institutionnalisées. Elles sont souvent orientées non seulement vers l'émulation et la compétition, mais aussi vers le *record*. Les tenants du sport cherchent toujours à repousser les limites fonctionnelles de l'organisme humain. Dans la vie sociale, on ne cesse de flatter la performance, la rivalité, l'identification, la reconnaissance et la mise de l'individu au premier plan.

Le sport concourt à la *médiatisation*. Il a aussi une fonction *économique*. Certaines nations s'en servent pour défendre et promouvoir des idées *politiques*.

Le *sport* est de plus un des déterminants de la *mondialisation,* c'est-à-dire l'un des processus (économiques, sociaux, culturels, technologiques, institutionnels) qui ont participé à la mise en relation des individus et des communautés du monde entier. La gestion décentralisée de certains sports, tel le basket-ball, persiste néanmoins dans certains pays.

Le *handisport* est un sport dont les règles ont été aménagées pour qu'il puisse être pratiqué par des personnes ayant un handicap physique ou sensoriel (aveugles, sourds (deaflympiques)). Il est tenu compte dans les épreuves d'aptitudes fonctionnelles comparables et du niveau de gravité du handicap.

Les handicapés mentaux ont des prescriptions qui leur sont propres. Il s'agit d'un *sport* dit *adapté*.

La plupart de ces sports sont issus de sports existants. Certains ont été créés spécialement et n'ont pas d'équivalent chez les personnes valides, tels le goalball pour les déficients visuels et la boccia pour les altérations motrices. L'handisport est moins médiatisé. Il a ses *Jeux Paralympiques* qui, maintenant, suivent les *Jeux olympiques* et se déroulent dans la même ville.

Le *sport unifié* réunit valides et handicapés. Il est exceptionnel qu'un handicapé participe aux mêmes épreuves qu'un valide. L'inverse existe, tel le basket-ball en fauteuil roulant pour valides.

2.La Médecine sportive

La *Médecine sportive* est la médecine spécialisée dans la prévention, le diagnostic et le traitement des pathologies induites ou non par le sport et qui peuvent retentir sur les performances des sportifs et sur l'adaptation au sport. Elle intervient sur l'état physique et psychique du sportif, en particulier sur l'établissement des caractéristiques biométriques de l'individu, l'encadrement, les critères d'entraînement, la détection du surentraînement, la résistance à l'effort, la fatigue, la récupération, le matériel employé, la nutrition, la spécificité de la pratique sportive, l'environnement, le dopage et l'objectif recherché.

Cette étude détaillée des aptitudes physiques, psychiques, et relationnelles de l'organisme humain permet ensuite une sélection très fine des profils physiques les plus adaptés à la pratique sportive de compétition, notamment sur le plan cardiaque puisque les meilleurs sportifs d'endurance ont des cœurs à battements très lents et au choix d'un sport spécifique. Les données comportementales qui les complètent apprécient la mentalité, l'humeur, les modes de réactivité, le caractère, le moral et la combativité qui sont indispensables à l'esprit sportif et à un sport particulier.

Ainsi, la *Médecine sportive* vise aussi la prévention des accidents chez le sportif, l'urgence des traumatismes dus aux activités sportives et la prise en soins spéciale des sportifs de haut niveau.

Le médecin du sport doit donc connaître les singularités de l'hygiène du sportif, dont l'alimentation qui doit exclure les compléments alimentaires, les barres énergétiques, les boissons énergisantes, les anti-transpirants et certains médicaments dopants. Il a appris la spécificité de l'examen médical du sportif, la détection des sujets à risques, la signification des diverses épreuves d'aptitudes au sport (ergométrie, tests iso-cinétiques), ainsi que leurs indications et leurs pièges lors de la remise d'un certificat médical.

Dans son activité, le médecin sportif peut être confronté à l'aménorrhée, l'anorexie, la dépendance au sport, à l'homophobie, à la xénophobie, à l'ostéoporose, à la maladie de Parkinson, au délire du coup de chaleur, aux idées paranoïaques, à l'atteinte cognitive (démence pugilistique) et au suicide. Il doit se montrer discret pour les champions qu'il a en soins. Il doit encore être pédagogue, psychologue et savoir établir des relations de confiance autour de lui.

3.Conclusions

La *Médecine du Sport* est clairement définie en ce qui concerne ses activités préventive, diagnostique et thérapeutique pour un individu et un groupe associatif, qu'il s'agisse de valides ou d'handicapés.

Son application est plus délicate pour ce qui en est de sa participation à la conquête de performances et de son rôle de coaching pour l'amélioration d'un savoir et l'optimisation des processus et des méthodes d'organisation et de contrôle d'une préparation à la compétition. Bien qu'elle soit souvent bénévole et malgré le constat de certains bienfaits de la pratique sportive, elle peut blesser l'organisme et avoir des conséquences insoupçonnées sur des dérives secondaires techniques, commerciales, financières et politiques.

CHAPITRE 13

LA MÉDECINE ET LE TRAVAIL
L'activité professionnelle, le revenu, l'effort, l'œuvre et la thérapie

Développées dans un but préventif et sécuritaire, les modalités du travail se sont progressivement ajustées à l'évolution de la signification qu'elles prenaient dans la vie de l'être humain. Moyens d'assurer sa subsistance et celle de ses proches, elles sont devenues pour l'homme celles de se libérer des contraintes qu'elles lui imposent, qui l'éprouvent et limitent les perspectives et la jouissance de son existence. Elles ont infléchi sa réflexion sur la manière de la conduire.

La *Médecine du Travail* a bénéficié de l'essor de la Médecine. Elle a fait naître des interrogations nouvelles sur la qualité même des activités exercées pour acquérir des moyens de vivre.

1.La notion de travail

La notion de *travail* se définit généralement comme une activité de production de services et de biens. Elle vise à transformer la nature à des fins utiles. Elle peut faire l'objet d'un *métier*. Elle doit être distinguée de celle d'*emploi* qui indique un travail déclaré et rémunéré. Le *salarié* est lié à son employeur par un contrat de travail. Sans contrat, le travailleur est dit *indépendant*.

Le *Bureau International du Travail* (BIT) différencie la population *active* et *inactive*.

La *population active* est faite des personnes de plus de 15 ans qui recherchent ou ont un emploi et ceux qui sont au chômage, c'est-à-dire ceux qui sont aptes et disponibles pour travailler sans avoir la possibilité d'exercer un emploi.

La *population inactive* est celle où l'on retrouve les moins de 15 ans qui n'ont pas d'activité professionnelle et n'en cherchent pas ou seulement à temps limité. Ce sont aussi les étudiants, les personnes au foyer, les retraités et les âgés.

La progression du *statut de l'emploi* fait que les frontières entre l'emploi, le chômage et l'inactivité sont de plus en plus contingents.

Il existe, en effet, des *contrats à durée indéterminée* (CDI), *déterminée* (CDD) et *intérimaires.* Les horaires de travail habituels sont souvent limités à 35 heures par semaine. Ils peuvent faire l'objet d'une coupure dans la journée, être à temps partiel ou se réaliser la nuit ou alternativement par périodes de jour et de nuit. Ils nécessitent parfois l'exercice de deux ou trois emplois simultanés pour offrir une rémunération suffisante.

De nombreuses situations entretiennent la précarité de l'emploi. Elles cassent l'effort d'une recherche de travail qui a ses conséquences psychiques. Ceux qui cherchent un emploi ne peuvent souvent pas l'occuper. Ceux qui sont libres n'en recherchent pas. Ceux qui disent vouloir travailler ne font plus les recherches nécessaires pour y parvenir et ne sont pas toujours connus pour être disponibles.

La *qualité de l'emploi* varie selon la motivation du travailleur et les caractéristiques de la tâche à accomplir. Parmi ces dernières, on peut retenir la dimension *économique* (niveau de salaire, avantages en nature, travail à domicile, stabilité de l'emploi) et celle qui relève du *milieu de travail* (responsabilité, carrière et formation possibles, pénibilité, diversité des activités, horaires, ambiance, stress). La singularité des emplois augmente et demande l'adaptation, l'entretien et le perfectionnement continu du savoir professionnel.

2.La Médecine du Travail

Dans les pays qui ont adopté les spécificités du système appliqué par exemple en France, la *Médecine du Travail* est une spécialité de la Médecine qui s'adresse à la prévention des risques du travail pour l'homme (maladies professionnelles, accidents) et qui s'exerce dans des Services de Médecine qui lui sont dédiés. Elle dispose, selon les cas, de dispositions institutionnelles et législatives différentes. Elle n'a pas de valeur universelle comme peut l'être celles relatives à la protection des individus (aptitude au travail, reconnaissance de dommage encouru, normes de travail). Son approche est clinique et épidémiologique. Elle comporte l'examen et la surveillance du lieu et des modalités de travail, l'évaluation de l'état du salarié à l'embauche, les effets du travail, la visite médicale au retour d'un arrêt de travail, le suivi médical d'un emploi dans des situations spéciales, la formation des travailleurs à la prévention et l'établissement du degré de réparation exigible. L'employeur est appelé à participer à ces frais.

Ailleurs, la *Médecine du Travail* peut être l'objet d'une pratique privée. Il est ainsi possible à une entreprise d'établir une convention avec un médecin libéral qualifié en

Médecine du Travail et parfois même en *Médecine légale* et en *Médecine préventive et hygiéniste* grâce à une certification complémentaire. Elle est aussi autorisée à engager un médecin qualifié comme salarié.

Il existe une *Organisation Internationale du Travail* (O.I.T.) qui, établie à Genève, édicte des règles pour la protection des travailleurs (ses). Certaines conventions qui indiquent des orientations concernant la prévention et les médecins du travail eux-mêmes sont astreignantes pour les Etats qui les ratifient.

Les situations les plus visées dans le travail sont :

- les agents chimiques, physiques, biologiques et les substances alimentaires ;
- l'ergonomie qui permet la réalisation d'un ouvrage (horaires continus ou à coupure, de jour, de nuit, déplacements, en un lieu déterminé ou à domicile, etc.) selon le confort, la sécurité et l'efficacité des outils ou dispositifs mis à disposition qui dictent sa pénibilité, sa monotonie et sa répétitivité ;
- la vigilance requise par la fonction exercée (surveillance générale, locale, précise) et la charge psychosociale ;
- la nature du travail : selon l'âge des sujets traités, leurs handicaps, leurs comportements et conduites.

3.L'usage thérapeutique du travail

Tout médecin a maintenant le droit de juger *thérapeutique* une reprise du travail et de la prescrire. Elle est régulièrement organisée et contrôlée. Elle comporte habituellement un allègement momentané de la durée du travail et de sa pénibilité pour favoriser et accélérer l'amélioration d'un état morbide et faciliter la réadaptation progressive d'un salarié à son emploi antérieur ou à un autre emploi. Les modalités d'indemnisation sont fixées.

En tant qu'*activité thérapeutique*, le travail peut prendre d'autres formes.

Il est utilisé en *ergothérapie* (de εργον, travail), discipline paramédicale de rééducation (pour recouvrir et améliorer des aptitudes diminuées), de réadaptation (pour compenser un déficit avec des aides techniques et ergonomiques) et de réinsertion sociale.

En plus du concept d'*activité*, l'*ergothérapeute* fait appel à ceux d'*acte*, d'*action* et de *tâche*. Il est un niveau où son identité se forge dans la lecture séméiologique des comportements et des conduites. Le traitement se situe alors dans le fait et la manière de faire gérer une réalisation déterminée et parfois créative, individuelle ou collective, à partir d'un matériel tel que le bois, l'étoffe, le papier, la terre, etc. et l'instrumentation qui s'y rapporte. Il l'est aussi dans la confection d'appareillages qui facilitent les tâches à accomplir, dans la recherche de moyens plus adéquats pour les réaliser, ainsi que d'aménagements de postes de travail et environnementaux pour prévenir les risques courus par l'organisme humain. L'*ergothérapie* n'est plus cette démarche essentiellement « *occupationnelle* » qui lui était attribuée à son origine.

L'*art-thérapeute* est un(e) ergothérapeute spécialisé(e) qui utilise les différents domaines artistiques comme matériel d'intervention.

Le *sociothérapeute* prend pour cible la nature et la qualité de l'*afférentation sociale* du sujet pour l'aider à aborder, engager et harmoniser ses relations sociales. C'est l'analyse du réseau environnemental qui fournit les éléments de son intervention. C'est par la découverte de son milieu de vie et la connaissance que ce dernier en a que s'effectue l'intervention sur ce qu'il doit en savoir pour l'utiliser et réussir son intégration. Le sociothérapeute contribue aussi à mettre en place les moyens nécessaires pour que le sujet y parvienne, en fasse l'apprentissage, arrive à suivre son évolution et ses mouvements et y offre sa participation.

Le *travailleur social* marque la limite de ce qui résulte d'un traitement proprement dit. Il est plus un soutien et un accompagnant. Il vérifie si et comment le sujet peut bénéficier des acquis sociaux. Il l'aide dans ses rapports avec ses proches. Il le défend dans ses droits. Il l'oriente dans ses difficultés, en particulier d'ordre administratif. Il contribue à lui assurer les données matérielles d'une vie décente.

Le *travail* effectué par ou sur un *processus psychologique* est d'une autre nature. Le *travail du deuil* est, par exemple, celui d'un éprouvé marqué culturellement qui semble se résoudre de lui-même en étapes signifiantes par un processus interne encore hypothétique. L'individu est avec les autres dans le chagrin de ses propres soupirs. Dans le *travail de deuil*, c'est l'individu qui gère ses propres affects et tente de les surmonter.

4.Les perspectives philosophiques du travail

La philosophie dispose de moyens pour faire face à la gravité des divers enjeux soulevés par le *travail* de l'être humain. Cela va historiquement de l'anthropologie, de la métaphysique, de l'ontologie, de l'éthique à la théorie de la connaissance et de l'action jusqu'à ses perspectives politiques et sociales.

Il a cependant fallu que le *travail* s'y fasse remarquer comme un élément inéluctable de protection de la vie pour devenir un de ses thèmes d'étude. Il est vrai que les singularités du travail se sont découvertes dans l'histoire des conditions de sa pratique qui a été à l'origine de réflexions originales, de critiques et de dérives.

4.1. *Un moyen d'action devenu objet d'étude*

Jusqu'au XVIII^{ème}siècle, la rencontre de la spéculation philosophique avec le travail est relativement limitée. Elle ne concerne essentiellement que les hommes de métier. Il y a en effet quelque chose dans le travail artisanal, dont le philosophe a besoin et qu'il ne trouve pas, pour construire ses instruments et faire avancer ses projets. Puis se produit l'idée d'une maîtrise des forces naturelles par la méthode scientifique, donc un rapport entre cette activité industrieuse et l'espoir d'une possible capacité de transformer la nature pour les besoins de l'être humain.

L'horloger ajuste des matériaux, des forces et des résistances qui démontrent l'existence de mécanismes efficaces. Il a et établit des compétences sans faire usage de théories mathématiques, physiques ou chimiques et sait être plus immédiatement efficace. Il recourt à des actions sur lesquelles peut s'appliquer une analyse des processus en jeu nés de la réflexion du philosophe. Au lieu d'attendre la connaissance des causes pour faire apparaître les effets, il est alors acceptable d'anticiper intellectuellement les causes à partir de leurs effets. La démarche cognitive peut mieux exploiter l'habileté pratique qui fait émerger des faits nouveaux.

La nécessité de répertorier les aptitudes accumulées dans l'activité laborieuse s'affirme avec la publication de l'*Encyclopédie ou Dictionnaire raisonné des sciences, des arts et des métiers* de D. DIDEROT et J. LE ROND D'ALEMBERT (1751-1772) en 17 volumes. Cette période annonce la révolution industrielle et le salariat ouvrier. Tout se passe comme si la philosophie s'était trouvée incapable de poser des problèmes humains concrets avec les pouvoirs intellectuels dont elle disposait à ce moment-là et comme si l'ingéniosité bridait toute extériorisation d'une théorisation.

Le *travail* semble ne pas se laisser facilement enfermer dans des définitions, des concepts et des catégories qu'il aurait dû cependant contribuer à élaborer telles qu'on les conçoit habituellement. Il était alors loisible de se demander si la distribution du travail dans les activités de l'homme était autre que celle qu'on lui attribuait.

Le *travail* s'est d'abord présenté comme un *moyen* avant d'être reconnu comme un *objet* d'étude dont pouvait s'emparer la philosophie. C'est ensuite par rapport à l'action qu'il s'est situé. C'est ce qui lui a permis de faire reconnaître son particularisme et son extériorisation. Il introduit, en effet, à de réels problèmes humains.

Si elle n'est pas une aide pour le comprendre, le développer et le transformer, la philosophie, qui semble ne pas se montrer apte à faire apparaître ici des interrogations sur le travail, peut même les freiner, bien que, par son universalité, elle puisse offrir un champ de délibération qui amplifie celui plus étroit, car plus localisé, de l'artisan. Elle a pu aussi s'intéresser plus à l'œuvre réalisable ou en puissance (la *poïésis*) qu'à l'activité accomplie (la *praxis*).

Le *travail* a alors disparu derrière l'idée de ce qu'il y a à exécuter, la matière à utiliser, l'exigence de l'employeur et l'énergie de l'exécutant.

L'étude du *travail* l'est sous le dehors de l'allégeance intellectuelle et morale. Il perd de sa valeur lorsqu'il est effectué contre une rémunération. S'il est le résultat d'une estimation discutée et d'un compromis, il prend le poids.de l'expérience humaine. Il se crée un espace de l'élaboration rationnelle d'un échange sur laquelle se constitue une hiérarchie entre le *travail*, l'*œuvre* et l'*action*.

L'*action* ne peut se laisser séquestrer entre un début et une fin. Elle se renouvelle continuellement. Elle est une décision du corps à agir. Lorsque la division du travail fait progresser le morcellement des tâches, le *travail*, en tant que situation, séduit moins le philosophe. Au lieu de circonscrire l'*action*, c'est le travail qui est favorisé. Il aliène pourtant à autrui la substance d'une personnalité.

Dans cette évolution, la *Médecine du Travail* a éclairé des facettes de son champ d'étude qui dévoilent différemment l'essence de l'homme et suggèrent leur possible extension.

4.2.*De certaines caractéristiques du travail humain*

L'opinion commune est négative vis-à-vis du travail. Il est une épreuve dont on aimerait se passer, car il réduit la liberté d'agir. Mais il est plus qu'une nécessité vitale. Il est contraignant. En effet, l'obligation n'offre pas le choix de ne pas faire.

Le *travail* demande la mise en jeu d'une force physique et psychique qui s'épuise dans son exercice. Il entraîne de la fatigue et des douleurs. Il devient pénible à vivre. Il est alors méprisé et confié à des subordonnés.

Le changement opéré par le travail ne provient pas de la matière sur laquelle il s'exécute. Il dépend en grande partie de la *volonté délibérée* du travailleur sur cette matière. Sa production le rend objectif dans la multitude de ses co-existants.

S'il modifie la nature, le travail transforme aussi le travailleur. Ce dernier visualise son projet avant de le mettre en application. Il se soumet à l'effort qu'il entreprend. Il se dessaisit de lui-même. Le travail le rend moins libre. Il ne déploie pas franchement son ingéniosité.

Le travail industriel entraîne la *division du travail*. La pratique répétitive de tâches simples qui s'installe supprime la vie qu'il y a dans le travail et annihile le plaisir de sa réussite. La conation du travailleur s'effondre. La *plus-value du travail* est en grande partie détournée par celui qui possède l'outil de travail.

La mise en œuvre du travail de l'homme nécessite la réalisation permanente de corrections de certaines de ses données (organisation du travail, sécurité, rémunération, subordination, exploitation, état de l'organisme, qualité de vie, consensus), dans lesquelles le médecin, et plus particulièrement celui qui a obtenu une expertise sur les affres du travail, a une place de choix.

5.Conclusions

La *Médecine du Travail* ne peut méconnaître certaines problématiques générales soulevées par la réalisation d'un travail qui règle aussi son évolution.

Ce dernier peut être désintéressé. Il peut aussi être accepté comme simple moyen de subsistance. Il peut répondre à un appétit de rentabilité dans lequel le repos est jugé improductif ou à l'espoir de devenir riche et puissant. Il est encore une manière de continuer à entretenir ses connaissances, de les mettre à jour et de les renouveler. Le travailleur peut enfin devenir un autre par son travail. Il s'épanouit et se réalise ainsi dans son existence.

Cette dernière situation lui permet de ne pas insérer trop d'écart entre sa pensée et son action. S'ils ne sont pas obnubilés par leur travail, ni enchaînés à ses obligations, certains peuvent même trouver que, par certains de ses côtés, il est un luxe.

ISSUES

Ce cheminement aux marches de la Médecine montre que la détermination de l'*affection*, de la *maladie* et de la *pathologie* mérite d'être mieux explicitée. Sous sa forme présente, elle reste trop approximative pour que le médecin puisse faire progresser sa pratique clinique. Ce qu'il en tire peut faire mûrir la théorisation de la procédure qu'il a apprise et dont il se sert. De ce côté, divers constats et expériences sont eux-mêmes aptes à déceler quelques nouvelles perspectives inattendues.

L'*affection* est l'indice d'un dysfonctionnement de l'organisme vivant. La méthodologie de l'examen clinique lui donne une première forme qui est la *maladie* dérivée d'un enduré et qui suggère une étiologie ou l'ingérence d'un mécanisme explicatif sur lesquelles il est possible d'intervenir. La *pathologie* indique l'essence profonde d'un mal qui altère ce même organisme comme existant. Plus que la *maladie*, elle semble en être le degré ultime. Elle fait passer de la virtualité des sensations à la réalité des altérations. Ses racines sont fondamentalement biologiques et entérinent la distinction entre le vécu d'une situation et le fait d'exister.

Ces distinctions ont des conséquences dans les efforts accomplis pour *répertorier* les données médicales retenues et tenter de les *classer* au plus près des nécessités d'une clinique évolutive ou d'une nosographie et d'une nosologie moins d'archivage que d'orientation thérapeutique.

Il est certes possible de soigner et de traiter une *affection*, c'est-à-dire de soulager une plainte ou une douleur, sans en connaître immédiatement ni les causes, ni les mécanismes Mais, pour les faire apparaître et les mieux percevoir, l'approfondissement de ce savoir est toutefois capital à tous ses niveaux pour légitimer le caractère scientifique de la Médecine et estampiller sa croissance.

La *guérison* au sens strict du terme est un vain mot, car elle est une circonstance de la vie dans laquelle s'inscrit l'être humain. Elle est, en effet, un des dénouements de l'affection. Elle laisse un signet dans sa trajectoire individuelle qui ne s'efface pas. Elle échappe à ses conditions antérieures en autorisant l'être humain à rester vivant. Ce dernier doit s'imprégner de cette épreuve et apprendre à ne pas lier constamment ce fait à un espoir de survie. Il oublie trop souvent qu'il existe pour vivre et ne vit pas pour exister. Il est de plus le jeu d'un organisme dont la structure et la fonctionnalité sont aussi guidées par la pensée. La Médecine doit ainsi mieux montrer les limites de ses desseins et ne pas laisser se développer un optimisme excessif en ses moyens sur la sauvegarde de la vie.

Une meilleure analyse de l'*art médical* et de la *clinique*, de leurs contours, de leur place et du rôle des examens complémentaires, ainsi que de l'*existence* et de la *vie*, font pressentir les espaces où la réflexion peut encore afficher des progrès.

Dans l'exercice médical, la *technologie* ne doit pas se substituer à la clinique, mais en parfaire les informations. Le saut souvent effectué par facilité de la clinique à la technologie disqualifie l'observation et lui fait perdre la portée qu'elle avait su prendre chez nos anciens.

Quant à l'aspect *scientifique* de la clinique, le médecin en recherche la référence. Il s'en sert dès que sa procédure l'amène à circonscrire un *syndrome* et qu'il l'entrevoit, parfois même avant de l'avoir prouvé. Il est alors tenu de rationaliser son induction pour que sa théorie la guide. Par contre, en biologie et dans certaines épreuves paracliniques, l'argumentation doit être dûment établie.

La nature et l'incidence du *développement* et du *vieillissement* sont étudiées à travers la *Médecine par âge*. Elles montrent que l'être humain est en grande partie l'instigateur de la gestion de sa propre vie. Si elles lui fournissent des points de repère, il est souvent susceptible de maîtriser certaines de ses configurations.

Sur le plan *conceptuel*, l'*humain* de la Médecine est le plus souvent défini par ce qu'il n'est pas. Il peut être difficile de s'entendre sur l'allure de son authenticité. La valeur d'une parole, d'un geste ou d'une action sont alors fréquemment de l'ordre de l'appréciation culturelle plus que de celui d'un jugement personnellement affirmé.

L'*effet de contraste* si utile en Médecine que l'on obtient en opposant le général et le particulier se perd lorsque l'on veut voir dans le *tout* une autre disposition que celle d'une addition des parties qui le constitue. Même s'il permet de se libérer du finalisme et du déterminisme, l'*holisme* n'est ni vérifiable, ni réfutable par l'expérience. Il ne se justifie pas en Médecine.

La *Médecine factuelle* est à la merci du formalisme du langage qui assure la communication et qui peut verser dans le doctrinaire. En effet, la référence d'un terme à une observation faite en commun n'a pas le même poids que celle accordée à une définition aussi réfléchie soit-elle. Sa charge est bien supérieure.

La *Médecine factuelle* a toutefois le mérite de rappeler à chaque instant au praticien l'importance de la vérification rigoureuse des arguments qui emportent la justification de ses conseils.

Vis-à-vis du *bien-être* et de la *santé* qui ont fait l'objet d'une extension spécifique, la Médecine peut considérer qu'elles répondent à l'absence d'affection, de maladie et de pathologie et que les qualités générales auxquelles font appel les disciplines qui lui appartiennent, lui sont implicites et ne sont pas indispensables à son propre essor. De plus, leur redondance s'y dispute avec le métissage de leurs charges sémantiques qui se prête à la signification que chacun inconsciemment y introduit personnellement. De manière surprenante, la *santé* finit fréquemment par indiquer ce qui n'est pas médical.

Les *confins existentiels* mesurent l'écart qui notifie l'activité que l'organisme humain doit accomplir à son intention exclusive pour rester vivant.

L'alimentation par le biais de la nutrition répond à ses besoins énergétiques. Après avoir servi de premier remède, elle a laissé s'imposer des règles qui conditionnent la vie. Son apprivoisement a scellé les bases de la *diététique* et de la *Médecine nutritionnelle.* Cette dernière tente d'apporter sa contribution à la correction de conduites de *restriction*, d'*excès*, de *dégradation* et de *dénaturation*. C'est à ce dernier stade que la nourriture tente de prendre de la distance vis-à-vis du milieu.

Avec le *sommeil* qui peut médicalement être régulé, c'est autant la découverte et une certaine précision des dispositifs d'*éveil* et de *vigilance* qui retiennent l'attention que l'approche de l'*inconscient* par l'intermédiaire du *rêve* et celui de son *pouvoir thérapeutique* (cure de sommeil, agrypnie).

L'*esthétique* a conduit la Médecine à explorer, réparer et reconstruire le *corps dégradé* de l'homme pour préserver l'image qu'il a de lui-même, que lui accorde autrui pour le considérer comme l'un des siens ou qu'il veut exposer pour s'en prévaloir. L'évolution a fait passer la *libération* de ce corps à un *corps adulé*. La Médecine se trouve maintenant aux prises non seulement avec les *suppléants* du corps, telles les greffes, sa *transformation* et sa *copie*, celle du clonage, mais aussi avec l'*altération de sa nature* et sa *mutation* totale dans un transhumanisme dangereux.

La *Médecine pénitentiaire* introduit une première mesure de soulagement à la *perte de liberté* quand elle s'applique à la thérapeutique en milieu carcéral, là où doit être exécutée une condamnation dans des conditions optimales de sécurité. Le pouvoir médical y est tenu d'y agencer son devoir professionnel avec les exigences du pouvoir judiciaire dans des points de vue parfois antinomiques.

Est en partie *aliénante* la Médecine, qui soumet le patient aux conseils qu'elle donne sur une *affection*. Lorsqu'elle concerne la *pathologie mentale*, elle l'est entièrement par la propriété de son objet. Mais, les atteintes à la liberté sont mieux maîtrisées en *milieu psychiatrique*. Elles ont bénéficié des progrès thérapeutiques, du contrôle rigoureux des hospitalisations en milieu spécialisé, de la désinstitutionnalisation hospitalière et de la pratique ambulatoire.

Le *Droit* et la *Justice* illustrent un des premiers confins disciplinaires pris ici comme exemples. Si ceux-ci fondent dans la loi la formation, la compétence et la pratique du médecin, ce dernier offre en retour par la *Médecine légale* des moyens de mieux approcher la vérité dans des causes difficiles. Les soutiens sont plus réciproques que les dépendances.

Par ailleurs, la *Médecine* et la *Justice* participent ensemble à la détermination du *Droit à la Santé*, qui fait partie des Droits de l'homme et est le préalable d'un *Droit de la Santé* qui ne devrait pas masquer les devoirs qui lui sont subordonnés.

L'analyse des *cultures médicale* et *militaire* montre les difficultés que l'on doit surmonter pour que la réussite d'un mandat soit l'aboutissement d'un objectif commun. L'exigence thérapeutique s'accommode généralement mal de l'autorité d'un commandement dont elle dépend.

Mais, en tant que professions, on parle encore de la Médecine et des Forces armées en termes similaires de mission, de modèle et d'objectif de vie, de raisonnement, de références intellectuelles et de modes de structuration. Le fait que le médecin et le militaire répondent peu ou pro à des conformités idéiques de base semblables facilite leur entente sur le terrain.

La *Médecine du Sport* est l'occasion de souligner les aléas du dévoiement médical d'une discipline inscrite dans une ligne de vie qui peut tirer un bénéfice du sport. En effet, la compétition et la performance peuvent se substituer au plaisir du jeu et à l'exultation de l'organisme pour satisfaire des finalités égotistes, pécuniaires ou politiques et déclencher des problèmes somatiques et psychiques chez le sportif. La recherche de la performance absolue est continuellement louée et n'est pas sans risque pour l'être humain.

La *Médecine du travail* fait enfin ressortir les prescriptions auxquelles doivent se soumettre l'employeur qui offre un poste (nature et modalités), le travailleur et le milieu de travail (bureaux, usine, domicile). Mais, le travail peut en lui-même être thérapeutique. Il donne une activité et un rythme à la vie. Il fournit une subsistance. Il fait partie en Médecine des indications de l'ergothérapie et de l'art-thérapie.

Les marches de la Médecine offrent ainsi la possibilité d'enrichir, de discuter et de renouveler l'épistémologie de la Médecine.

BIBLIOGRAPHIE

ANTONOVSKY A - The salutogenic model as a theory to guide health promotion. *Health Promotion International*, 11, 11-18, 1996.

BOORSE C. - A Rebuttal on Health .In D.Van de Veer, T.Regan, R.F.Almeder (eds). What is Disease ? Totowa Human Press, 1-134, 1997.

BRANDLI F., PORRET M. - Les corps meurtris : Investigations judiciaires et expertises médico-légales au XVIIIème siècle. Nouvelle édition [en ligne]. Rennes, PU Rennes, 392p, 2014.

CANGUILGEM G. - Le Normal et le pathologique. *Quadrige*. Paris, PUF, 300p, 2013.

CRISP R. - Well-being. *Standford Encyclopedia of Philosophy*, 2016.

DESCHAVANNE E., TAVAILLOT P-H. - Philosophie des âges de la vie. Pourquoi grandir ? Pourquoi vieillir ?. *Pluriel Référence*. Paris, Hachette 544p, 2011.

DIENER E. - Subjective well-being. *Psychological Bulletin*, 95. 3, 542-575, 1984.

DUCRET J-J. - Jean PIAGET et la méthode clinico-clinique. *J. français de Psychiatrie*, N°44, 2, 79-84, 2016.

FERRY-DANINI J. - Une critique de l'humanisme en médecine. La « médecine narrative » et la « phénoménologie de la médecine » en question. *Histoire, Philosophie et Sociologie des sciences*. Paris, Sorbonne Université, NNT: tel-02922909, 2019.

GARREAU O. - Droit de la Santé, Droit à la Santé. Univ. Européenne, 508p, 2010.

GO N. - L'humain. *Le Philosophoire*. N°23, 57.69, 2004.

GODART P. - Militaires et médecins. *Inflexions*. N°11, 2, 105-121, doi : 10.3917/infle.011.0105, 2009.

ENGEL G.L. - The clinical application of the biopsychosocial model. *Am J Psychiatry*, N° 137, 535-544, 1980.

KIEFER B. - La santé parfaite. doi: 10.53738/Revmed,7.319.2376, 2011.

KLEINMAN A. - Patients and Healers in the Context of Culture. *An Exploration of the Borderland between Anthropology, Medicine and Psychiatry*. Berkeley, University of California Press, 1981.

LAGACHE D. - L'unité de la psychologie : psychologie expérimentale et psychologie clinique. *Quadrige*. Paris, PUF, 96p, (1949), 2013.

METHOT P-O. - Introduction : Les concepts de santé et de maladie en histoire et en philosophie de la médecine. Centre Interuniversitaire de recherche sur la science et la technologie (CIRST). *Revue Phares*, 9-41, 2016.

MORIN E. - Introduction à la pensée complexe. *Points Essais*. Paris, Payot, N°534, 158p, 2014.

PICHOT A. - Histoire de la notion de vie. *Tel*. Paris, Gallimard, N°230, 973p, 2004.

PELJAK D. - Humanisme médical : un oxymore du XXIème siècle. *Humanisme*, N°317, 4, 80-85, 2017.

PERINO L. - Les Non-Maladies. Le Médecin au défi. *Science Ouverte*. Paris, Seuil, 352p, 2023.

RODOGNO R. - Prudential value or well-being. In T. Brosch & D. Sander (Eds.), Handbook of Value: Perspectives from Economics, Neuroscience, Philosophy, *Psychology and Sociology*. Oxford University Press, 287-311, 2016.

SERRES M. - Hominescence. *Poche*. Paris, Le Pommier. 408p, 2014.

SOLER L. - Introduction à l'épistémologie. *Philo*. Paris, Ellipses, 336p, 2019.

SMUTS J-C. - Holism and Evolution. London, Mcmillan & Co Ldt, 1926.

INDEX DES AUTEURS

Kleinman A.
Kosma A.
Kraft-Ebing R.
Lagache D.
Larrey D-J.
Leriche R.
Le Rond d'Alembert J.
Levin M.
Lombroso C.
Magnin J-P.
Méthot P-O.
Morin E.
Nietzsche F.
Nightingale F.
Orfila M.
Paracelse
Paré A.
Peljak D.
Perino L.
Piaget J.
Pichot A.
Rodogno R.
Röntgen W.
Rousseau J-J.
Sakel M.
Schleiermacher F.D.
Serres M.
Servet M.
Smith R.
Smuts J-C.
Soler L.
Song Ci
Thevenet A.
Vieussens R.
Wallon H.
Westphal C.
Winslow J-B.
Zacchias P.

TABLE DES MATIERES

Structures éditoriales du groupe L'Harmattan

L'Harmattan Italie
Via degli Artisti, 15
10124 Torino
harmattan.italia@gmail.com

L'Harmattan Hongrie
Kossuth l. u. 14-16.
1053 Budapest
harmattan@harmattan.hu

L'Harmattan Sénégal
10 VDN SICAP AMITIE 3
BP 45034 Dakar-Fann
direction@senharmattan.com

L'Harmattan Cameroun
Tsinga/Derrière polyclinique FECAFOOT
BP 11486 Yaoundé
Jacques.koukam@harmattan.fr

L'Harmattan Burkina Faso
Villa 281, secteur 23 623, rue 14.32
Ouagadougou
zagbie@outlook.fr

L'Harmattan Guinée
Almamya, rue KA 028 OKB Agency
BP 3470 Conakry
harmattanguinee@yahoo.fr

L'Harmattan RDC
185, avenue Nyangwe
Commune de Lingwala – Kinshasa
matangilamusadila@yahoo.fr

L'Harmattan Congo
219, avenue Nelson Mandela
BP 2874 Brazzaville
deunovmikhael@gmail.com

L'Harmattan Mali
Immeuble Mgr Jean Marie Cissé
Aci Hamadallaye
BP 145 Bamako
syllaka@yahoo.fr

L'Harmattan Togo
Djidjole – Maison Amela
face EPP BATOME
02 BP 20680 Lomé
didieramela11@gmail.com

L'Harmattan Côte d'Ivoire
Résidence Karl – Cité des Arts
Abidjan-Cocody
03 BP 1588 Abidjan
harmattan.ivoire@gmail.com

L'Harmattan Bénin
Rue 604, (Immeuble à l'entrée
de la rue UCAO- Cite de Saint-Jean)
Cotonou
stepcorpus@gmail.com

Nos librairies en France

Librairie internationale
16, rue des Écoles
75005 Paris
librairie.internationale@harmattan.fr
01 40 46 79 11
www.librairieharmattan.com

Librairie des savoirs
21, rue des Écoles
75005 Paris
librairie.sh@harmattan.fr
01 46 34 13 71
www.librairieharmattansh.com

www.ingramcontent.com/pod-product-compliance
Lightning Source LLC
LaVergne TN
LVHW021217061026
849535LV00008B/2786

* 9 7 8 2 3 3 6 5 1 7 9 6 4 *